Vorsicht Wetter!

Wie uns Hochs und Tiefs
zu schaffen machen – und was
wir dagegen tun können

*

Die besten Tipps und sanften
Rezepte für Wetterfühlige

Keine Angst vor dem nächsten Tief

Verfinstert sich Ihre Stimmung, sobald dunkle Regenwolken am Himmel aufziehen? Sind Sie müde und abgespannt, wenn kein Lüftchen sich regt und die Temperaturen in Rekordhöhe klettern? Oder spielt Ihr Kreislauf total verrückt, wenn plötzlich das Wetter umschlägt?

Dann kann es gut sein, dass auch Sie zu den wetterfühligen Menschen gehören, die besonders sensibel auf die Launen des Wetters reagieren. Das muss Sie nicht beunruhigen. Denn in irgendeiner Weise hinterlassen Klima- Wetter- und andere Umwelteinflüsse bei uns allen ihre Spuren.

Wir nehmen wahr, wie Hitze, Kälte, Nebel, Wind, Luft, Sonne und Regen unser Wohlbefinden beeinflussen, wie meteorologische Reize mal angenehm und mal belastend auf Leib und Seele einwirken. Je nach Witterung fühlen wir uns vital und lebenslustig, ein andermal eher schlapp und niedergeschlagen.

Denjenigen unter uns, die gesundheitlich nicht ganz auf der Höhe sind, kann das das Wetter allerdings ziemlich zu schaffen machen. Dass bestimmte atmosphärische Konstellationen und Umwelteinflüsse entsprechend veranlagten Menschen sogar regelrecht krank machen können, ist nicht von der Hand zu weisen.
Atembeschwerden durch Feinstaub oder Ozonbelastung, Hautkrebs durch Sonnenlicht, vermehrte Sonnenallergien –

das sind Phänomene, die ebenso wie Atembeschwerden bei Kindern, Wetterfühligkeit, Depressionen und andere psychische Störungen bei ungünstigen Wetterlagen und zu bestimmten Jahreszeiten gehäuft auftreten.

Weil der Einzelne Wind und Wetter nicht beeinflussen kann, werden die Folgen – Krankheiten oder Befindlichkeitsstörungen – oft als unausweichlich angesehen. Das ist jedoch in vielen Fällen falsch.

Denn erfreulicherweise können wir erstaunlich viel tun, um mit dem Wetterstress fertig zu werden und unsere volle Leistungsfähigkeit zu erhalten. Wir können den naturbedingten Gesundheitsbeschwerden vorbeugen oder zumindest ihre Folgen mildern, sie oft sogar vollkommen verhindern.

In diesem Buch erfahren Sie, welche Wetter-, Klima- und Umwelteinflüsse unser Körper verkraften muss, welche unterschiedlichen Beschwerden Hitze und Kälte, Sonnenstrahlen, Gewitter und schadstoffbelastete Luft uns bereiten – und wie wir unseren Organismus darauf trainieren können, sich den wechselnden Wettereinflüssen anzupassen.
Lernen Sie die erprobten Heilmittel und einfachen Techniken kennen, mit denen Sie sich und Ihre Lieben wirksam gegen die Unbilden wappnen können!

Wetterkapriolen machen uns zu schaffen

Heute warm, morgen kalt, mal Sonne, mal Regen – unter den Wetterkapriolen leiden Frauen und Männer, Kinder und Greise, Kranke und Gesunde. Sie fühlen sich unwohl, können sich nicht konzentrieren, schlafen schlecht, sind ängstlich, unruhig oder gereizt. Mitunter ist der Kreislauf irritiert, ein längst verheilter Knochenbruch oder eine alte Narbe meldet sich mit Schmerzen.

Warum immer mehr Menschen wetterfühlig sind

Mediziner schätzen, dass hierzulande jeder Dritte mehr oder wenig heftig auf das Wetter reagiert. Nach Umfragen von Meinungsforschern machen sogar jedem zweiten Deutschen meteorologische Reize zu schaffen.

Die Wettergeplagten leiden, wenn sich der Luftdruck rasch ändert, die Luftfeuchtigkeit hoch ist, die Temperaturen wechseln, sich der Ozon- und Ionengehalt der Luft verändert. Der Wind bereitet ihnen Probleme, aber auch ein Null-Wetter mit seiner unbewegten, abgestandenen Luft macht viele krank.

Besonders kritisch sind Herbst, Winter und Frühjahr, wenn atlantische Luftströmungen übers Land ziehen. Dabei leiden viele Wetterfühlige gar nicht so sehr unter der ungünstigen Wetterlage an sich, sondern vor allem, wenn ein Wetterumschwung ins Haus steht – ganz gleich ob er sich zum Guten oder zum Schlechten wendet.

Warum es uns modernen Erdenbürgern nicht mehr so gut gelingt, die wechselnden Witterungsreize körperlich und seelisch weg zu stecken, hat nach Einschätzung der Bio-Klimatologen einen einfachen Grund: Wir verweichlichen zusehens, schotten uns mehr und mehr von der Natur ab.
Wir halten uns zuviel in geschlossenen Räumen auf, sind nicht abgehärtet genug, um die natürlichen Wetterreize zu verarbeiten, die wir so dringend benötigen, um unseren Organismus zu stärken und in Schwung zu halten: Sonne, Regen, Kälte und Wärme brauchen wir für unsere Wärmehaushalt, zur Steuerung des Nervensystems, des Kreislaufs, des Stoffwechsels, ja selbst zur Regulation des Hormonsystems braucht der Mensch Wetter- und Klimareize. Doch die halten wir uns durch unseren modernen Lebensstil vom Leibe.

Kein Wunder also, dass unser Organismus überempfindlich auf die geringsten Umwelteinflüsse reagiert. Dabei fällt neben Erbanlagen, Konstitution und Alter, sowie natürlicher und erworbener Immunabwehr ganz wesentlich ins Gewicht, wie wir uns ernähren, wie viel Genussmittel (wie Nikotin und Alkohol) wir konsumieren und wie viel körperlichem und seelischem Stress wir ausgesetzt sind. Eine Rolle spielt auch, wie unser Arbeits- und Leistungsrhythmus aussieht und mit welchen Wohn- oder Verkehrsproblemen wir uns herumschlagen müssen.

Wie häufig und wie intensiv das atmosphärische Geschehen von jedem einzelnen, teils unbewusst, empfunden wird, hängt also von vielen Faktoren ab. Unter anderem auch davon, in welcher körperlichen und seelischen Tagesform er gerade ist.

Frauen sind anfälliger

Ein Schweizer Ärzteteam hat schon vor Jahren nachgewiesen, dass selbst Säuglinge und Kinder wetterfühlig sind. So manches Nesthäkchen ist bei ungünstiger Wetterlage auffällig müde, nervös und gereizt und hat massive Schlafstörungen. Sobald die Kleinen älter werden, klingt normalerweise die Wetterfühligkeit ab, und macht sich erst wieder vom vierzigsten Lebensjahr an bemerkbar.

Der Wetterstress scheint die Geschlechter jedoch unterschiedlich stark zu erfassen. So hat sich gezeigt, dass Frauen sehr viel anfälliger für Witterungseinflüsse sind. Der Unterschied ist zeitweise ganz beachtlich. Auf einen Mann kommen, so haben Medizinmeteorologen ausgerechnet, drei Frauen in den Wechseljahren. Erst im Rentenalter holen die Herren der Schöpfung ein wenig auf.

Dass die Evastöchter nachweislich stärker von der Wetterfühligkeit betroffen sind, führen die Forscher im wesentlichen auf ihren komplizierteren Hormonhaushalt zurück, der das vegetative Nervensystem bereits auf Wetterreize reagieren lässt, wenn Männer noch gar nichts spüren.

Was von Wettertypen zu halten ist

Mediziner und Psychologen haben oft versucht, Menschen danach zu typisieren, wie sie auf die jeweiligen Wetterlagen reagieren. Man hatte immer wieder beobachtet, dass bestimmte Persönlichkeitstypen eine gewisse physiologische Veranlagung für die eine oder andere Krankheit mitbringen. Rheumatiker sind beispielsweise häufig ängstlich und depressiv, Lungenkranke reizbar, Asthmatiker nervös.

Doch sämtliche Anläufe, wetterfühlige Menschen in ein starres Schema einzuteilen, sind bislang gründlich fehlgeschlagen.
Dazu zählt auch dieser bekannte und zugleich heftig umstrittene Klassifikationsversuch, der drei Wettertypen unterscheidet.

Der K-Typ, der W-Typ und der M-Typ:

- Der **K-Typ** (= Kalt-Typ) ist meist schlank bis hager, groß, verträgt gut Hitze, friert aber schnell. Dieser introvertierte, besonnene Menschenschlag bevorzugt südliche Länder und heiße Bäder.

- Der **W-Typ** (=Warm-Typ) hingegen ist klein bis mittelgroß, eher stämmig, er gerät leicht in Atemnot. Dieser extravertierte W-Typ schätzt mehr kühle Temperaturen, er fühlt sich nicht wohl, wenn eine Warmfront naht oder Schwüle herrscht.

- Der **M-Typ** (= Misch-Typ) ist am wenigsten wetterfühlig und kann sich den verschiedenen Temperaturen am besten anpassen.

Diese schlichte Zuordnung hat sich in Fachkreisen jedenfalls nicht durchsetzen können. Wobei es an dem einfachen Strickmuster dieser Typologie allein wohl nicht liegen mag. Auch heutzutage soll es noch Ärzte geben, die dem antiken Schema etwas abgewinnen können, das vier Grundtemperamente unterscheidet: Choleriker, Sanguiniker, Melancholiker und Phlegmatiker.
Jeder dieser Typen reagiert auf seine Weise auf das Wetter, davon sind die Anhänger dieser pseudophysiologischen Lehre jedenfalls überzeugt. So ist beispielsweise der wetterfühlige Choleriker schnell auf hundertachtzig, der Sanguiniker wird gut mit allen Reaktionen fertig, den Melancholiker wirft ein Wetterumschwung leicht aus der Bahn, während den Phlegmatiker so rasch nichts aus der Ruhe bringt.

Bislang hat sich in Bezug auf die Wetterfühligkeit noch kein allgemeingültiges Raster herausgebildet, das die vielfältigen menschlichen Ausprägungsformen wissenschaftlich hieb- und stichfest sortiert.
Folglich müssen Sie, falls Sie von kleiner Gestalt sind, nicht gleich den Schluss ziehen, dass Ihnen zwangsläufig bei jeder warmen Brise die Puste ausgeht. Und wenn Sie als vermeintlicher K-Typ groß und schlank durchs Leben gehen, müssen Sie sich nicht sofort in warme Gewänder hüllen, sobald eine Kaltfront über sie hinwegschwenkt. Fest steht lediglich soviel: Manche Menschen reagieren wettersensibel, während andere kaum irgendwelche Reaktionen zeigen.

Wetterempfindliche reagieren besonders heftig

Genau genommen gibt es aus medizinmeteorologischer Sicht drei Gruppen von Menschen, die – unabhängig also von jeglichem Typenmodell – vom Wetter beeinflussbar sind:

- **Wetterreagierende** Menschen. Dazu zählen wir alle. Denn selbst wenn der Organismus beinahe mühelos mit den Wetterreizen fertig wird, sind wetterbedingte Störungen auch bei uns messbar. So etwa Blutdruckschwankungen, Beeinflussung der Blutgerinnungsfaktoren, der Blutsenkungsgeschwindigkeit und Veränderungen der Hormonproduktion.
- **Wetterfühlige** Menschen, die atmosphärische Reize seelisch wahrnehmen und körperlich darauf reagieren, zum Beispiel mit Befindensstörungen wie Missgestimmtheit, Reizbarkeit, Konzentrationsschwäche, Migräne und Kopfschmerzen, bis zu Schlaflosigkeit, Herzrasen, Nervosität, Angst- und Schwindelzuständen.
- **Wetterempfindliche** Menschen, deren Organismus ausgesprochen stark auf die Reize reagiert. Besonders schlimm dran sind vor allem Rheumatiker, Asthmakranke und Menschen mit

Herz- und Kreislaufbeschwerden. Aber auch wer zu Krämpfen, zu Nieren- oder Gallenkoliken neigt, oder wer unter einer schweren Depression leidet, muss damit rechnen, dass eine ungünstige Wetterlage akute Zustände auslösen oder verstärken kann.
Besonders wetterempfindliche Menschen spüren bereits Stunden und Tage vorher in den Gliedern, wenn ein Wetterwechsel im Anzug ist. Dieses Phänomen der „Vorfühligkeit“, scheint vor allem bei Personen mit häufig wiederkehrenden, also chronischen Krankheiten, aufzutreten.

Sind Sie überhaupt wetterfühlig?

Wenn Sie feststellen wollen, ob Sie stark wetterfühlig sind oder kaum auf das Wetter reagieren, sollten Sie sich fragen:

- *Bin ich besonders gereizt, bevor das Wetter umschlägt?*
- *Bricht mir der Schweiß aus oder bekomme ich Kreislaufprobleme wenn der Wind aus West oder Südwest bläst?*
- *Bin ich bei derartigem Wetter leicht traurig und verzagt?*
- *Fühle ich mich morgens müde und gerädert?*
- *Passiert mir das ein- oder zweimal in der Woche?*
- *Geht es mir besser, wenn es draußen kühler wird?*
- *Habe ich bei Regen und Kälte Schmerzen in den Gelenken?*
- *Fällt es mir bei Hitze schwer, mich zu konzentrieren?*

Falls Sie mehr als zwei Fragen mit „Ja“ beantworten, spricht einiges dafür, dass Sie wetterfühlig sind. Treffen alle Fragen auf Sie zu, haben Sie vermutlich eine gesteigerte Reaktionsbereitschaft auf atmosphärische Umweltreize. Wenn Sie häufiger unter den Wettereinflüssen leiden, selbst wenn sie sich „nur“ mit Kopfschmerzen oder Kreislaufstörungen bemerkbar machen, sollten Sie sich gründlich untersuchen lassen. Um ganz sicherzugehen, dass keine ernsten organischen Ursachen dahinter stecken.

Was das Wetter anrichten kann

Es gibt erstaunlich viele Erscheinungen, die bei Gesunden wie Kranken durch die Launen von Wind und Wetter ausgelöst werden. Allein schon die verringerte Aufmerksamkeit kann fatale Folgen haben, wie die Unfallstatistik zeigt. Bei ungünstiger Wetterlage steigt nicht nur die Zahl der Verkehrs- und Betriebsunfälle an, es füllen sich auch die Arztpraxen und Krankenhäuser.
Bekannt ist auch, dass bei bestimmten Wettersituationen mehr Menschen als sonst einen Infarkt oder Schlaganfall erleiden. Manche Selbstmordkandidaten bringt die ungünstige Witterung soweit, dass sie ihr Vorhaben kurz entschlossen in die Tat umsetzen. Und selbst „kriminelle Vergehen" und Affektverbrechen haben Forscher mit den meteorologischen Abläufen in Zusammenhang gebracht. Die Spezialisten für Biotropie haben an die vierzig Symptome ausgemacht, für die das Wetter verantwortlich sein soll.

Es ist sicher aufschlussreich, einen **Beschwerdekalender** *zu führen, in dem Sie Ihr körperliches und seelisches Unbehagen und das jeweilige Wetter vermerken. Tragen Sie Ihre Missempfindungen ein, wenn das Wetter umschlägt. Denn gerade die plötzliche Abkehr von einer stabilen Wetterlage und die damit verbundenen Turbulenzen in der Atmosphäre setzen wetterfühligen Menschen besonders arg zu. Anhand Ihrer Notizen können Sie und auch Ihr(e) Therapeut(in) eher Klarheit bekommen, ob und wie sich das Wetter auf Ihre Gesundheit auswirkt.*

Verwirrende Symptomenvielfalt

An der Vielzahl der Beschwerden, Schmerzen oder organischen Fehlsteuerungen ist schon zu erkennen, wie schwer es oft für die Heilkundler ist, „Wetterfühligkeit“ eindeutig zu diagnostizieren. Zumal sich die nervlichen, seelischen und körperlichen Beschwerden bei jedem Menschen anders auswirken. Überdies sind Störungen des vegetativen Nervensystems, die ähnliche oder ebensolche Symptome hervorrufen, in unseren Tagen weit verbreitet.

Eingebildete Kranke

Es gibt freilich immer wieder Ärzte, die Wetterfühligkeit oder die ausgeprägtere Wetterempfindlichkeit als reine Einbildung oder Hysterie abtun. Natürlich ist es genauso gut möglich, dass die Krankheitszeichen, die der Wetterfühligkeit angelastet werden, auf ganz andere Ursachen zurückzuführen sind. Schließlich ist nicht jedes Zipperlein Wind und Wetter zuzuschreiben. Ebenso wenig wie jede Schusselei mit dem Einfluss atmosphärischer Störungen zu entschuldigen ist.

Das ändert jedoch nichts daran, dass sich bestimmte Wetterlagen nachweislich auf den Organismus auswirken. Das beste positive Beispiel sind Kurorte, die Luft, Sonne und Temperaturen zur heilklimatischen Behandlung einsetzen. Umgekehrt kann es Umwelteinflüsse geben, wie Luftverschmutzung, Fallwinde, Feuchtigkeit, Schwüle und dergleichen mehr, die den strapazierten Organismus überbeanspruchen und damit krank machen. Doch wie auch immer: Wenn Sie herausgefunden haben, dass Sie zu den Wettergeplagten gehören, wird es allemal beruhigend und hilfreich sein, zu wissen, dass Ihre Beschwerden durchaus aufgrund der Wetterlage auftreten könnten.

Denn nur wer die Botschaften seines Körpers versteht und richtig deutet, kann sich beizeiten darauf einstellen, indem er beispielsweise Anstrengungen vermeidet, Tabletten entsprechend dosiert, notwendige Diäten einhält oder Reisen in Gebiete mit ungünstiger Witterung verschiebt.

Was Medizinmeteorologen herausgefunden haben

Nach einigen Jahrzehnten intensiver medizin-meteorologischer Forschung wissen die Experten zwar ziemlich genau, welche Vorgänge im Körper die lästigen Befindensstörungen verursachen. Sie haben sogar herausgefunden, ob eine Wetterlage am Herzen zu Vorder- oder Hinterwandinfarkten führen kann. Aber: Sie haben noch keine schlüssige Erklärung dafür, warum der Organismus überhaupt auf die Wetterreize reagiert.
Weitgehend unklar ist auch heute noch, in wieweit diese gesundheitlichen Störungen ursächlich auf das Wetter zurückzuführen sind. Das erklärt auch, weshalb es bislang nicht das eine Super-Arzneimittel gibt, das auf einen Rutsch die vielfältigen Leiden der Wetterfühligen kuriert oder wenigstens lindert.

Wetterreize fordern den gesamten Organismus

Wenn der sich nicht genügend darauf einstellen kann, macht sich das mit subjektiven Beschwerden bemerkbar: Man fühlt sich matt und abgespannt, ist schlecht gelaunt, leidet unter Kopfschmerzen, kann keinen klaren Gedanken fassen, ist vergesslich und macht leicht Fehler. Manche Leute schlafen schlecht, ihnen ist schwindelig, Narben und Knochenbruchstellen bereiten ihnen Schmerzen, sie leiden unter Herzklopfen und Atemnot, Angstzuständen oder depressiven Verstimmungen.

Wetterfühligkeit ist keine Krankheit

Bekannt ist zwar, wie das Wetter wirkt, aber nicht warum es diese Effekte hat. Dennoch, soviel steht fest: Dem Wettereinfluss kann sich zwar niemand entziehen, aber vom Wetter allein wird niemand krank. Das Wetter löst die Beschwerden bei entsprechend veranlagten Menschen lediglich aus oder verstärkt sie. Es setzt sozusagen immer noch einen obendrauf. Schon eine alte Spruchweisheit sagt: Das Wetter macht keinen krank, aber es macht Kranke noch kränker. So gesehen ist Wetterfühligkeit, so unangenehm und lästig sie auch sein mag, keine „Krankheit“ als solche. Die Reaktionen sind vielmehr als Warnreflexe zu verstehen, mit denen der Körper zeigt, dass er gewisse Probleme hat, sich den verändernden Wetterverhältnissen anzupassen.

Solange das Regulationssystem unseres Organismus reibungslos funktioniert, verläuft dieser Anpassungsprozeß so unmerklich, dass wir, vor allem wenn die Wetterreize recht mild ausfallen, normalerweise nichts davon mitbekommen. Lediglich bei extremen Temperaturen, wenn es beispielsweise draußen stürmt oder schneit, oder wenn die Sonne uns kräftig auf den Pelz brennt, spüren wir deutlich, wie die körpereigenen Steuermechanismen auf Hochtouren laufen: Bei brütender Hitze bricht uns der Schweiß aus, bei klirrender Kälte klappern uns die Zähne. Doch auch das sind ganz normale Erscheinungen, die signalisieren, dass sich der Organismus, der auf den Wetterstress trainiert ist, auf die wechselnden atmosphärischen Einflüsse einstellt.

Erst wenn unsere natürliche Reaktionsbereitschaft herabgesetzt ist, etwa weil wir geschwächt oder krank sind, macht sich das mehr oder weniger heftig mit allgemeinen Missempfindungen oder Schmerzen an bereits vorgeschädigten Organen bemerkbar.

Wetterfühlig – aber nicht krank

Das sind typische Befindlichkeitsstörungen, die bei wetterfühligen Menschen gehäuft auftreten:

- *Nervosität und Gereiztheit*
- *Innere Unruhe*
- *Kopfschmerzen und Migräne*
- *Benommenheit und Konzentrationsschwäche*
- *Müdigkeit und Abgespanntheit*
- *Unlust und Apathie*
- *Unbestimmte Angstgefühle*
- *Niedergeschlagenheit und Traurigkeit*

Es handelt sich hierbei überwiegend um empfundene Stimmungen und Körperwahrnehmungen, die nicht mit körperlichen Veränderungen im Sinne einer Krankheit einhergehen. Es sind lediglich die Organe in ihrer Funktion beeinträchtigt, sie sind aber nicht krankhaft verändert.

Wenn der Körper auf das Wetter reagiert, was geschieht dann eigentlich?

Unser feinsinnig aufeinander abgestimmtes Steuerungssystem, bestehend aus Gehirn, Empfindungs- und Bewegungsnerven sowie endokrinen Drüsen, nimmt die unterschiedlichen Reize auf, die von außen auf den Organismus einwirken – und verarbeitet sie, damit sich der Körper auf die wechselnden Situationen einstellen und angemessen reagieren kann.

Unser „animales" Nervensystem steuert die Funktionen des Organismus, die wir willentlich beeinflussen können. Dazu sammelt es die Informationen der Umwelt über die Sinnesorgane, wie die Augen, die spezielle Zellen für die die Sinneswahrnehmung besitzen. Die Signale dieser Sinnesrezeptoren leiten sensible Nervenfasern an das Zentralnervensystem weiter. Dort wird die eigentliche Sinneswahrnehmung verarbeitet. Über motorische Nervenfasern schickt das Zentralnervensystem die Signale an die einzelnen Skelettmuskeln, um dort durch Muskelkontraktion eine Bewegung auszulösen.

Den Befehl dazu können wir bewusst geben. Zum Beispiel, die Hand schützend vor die Augen zu legen, wenn uns die Sonne blendet. Diese Aufforderung setzt das „willkürliche" Nervensystem sofort um.
Während die Körpernerven, die die Bewegungen steuern oder Empfindungen weiterleiten auf die Wettereize rasch aber nur kurz antworten, reagieren die selbständig arbeitenden „vegetativen" Nerven dagegen sehr langsam, dafür aber anhaltend. Dieses vom Willen nahezu unabhängig funktionierende Nervensystem, das den ganzen Körper durchzieht und Eingeweide von Gehirn bis

zum Gedärm, Blutgefäße und Drüsen mit Nerven versorgt, hält das innere Milieu des Organismus im Gleichgewicht. Und es steuert, ohne dass wir uns dessen bewusst sind, die Reaktion des Organismus auf die wechselnden Einflüsse der Umwelt.

Das unwillkürliche (vegetative) Nervensystem funktioniert hauptsächlich durch Reflexbögen: Bestimmte, von den Rezeptoren innerer Organe zentralwärts gemeldete Signale lösen reflektorisch vorwiegend motorische Impulse an dem betreffenden Organ aus. Um die Reaktion je nach Bedarf mal zu fördern oder zu dämpfen zieht das vegetative Nervensystem an zwei Strängen: Dem Sympathikus und Parasympathikus.

Der Sympathikus aktiviert die Funktionen, er richtet sie darauf aus, Leistung und Energie zu verbrauchen. Bei erhöhter körperlicher Leistung konzentriert er die verfügbare Energie auf die unmittelbar beteiligten Organe (wie Atmung, Kreislauf, Schweißabsonderung) und dämpft die Aktionen des Verdauungsapparates. Er schöpft in Stress- und lebensbedrohlichen Situationen die letzten Energiereserven aus.
Der Parasympathikus hingegen dämpft die Aktivitäten der Organe, versucht Energie einzusparen und sorgt für Entspannung und Erholung. In Ruhezeiten, etwa wenn wir schlafen, fördert er die Funktionen des Verdauungsapparates, regt den Stoffwechsel an und speichert neue Energie.

Um ihre Aufgaben zu erfüllen, setzen die beiden Gegenspieler an dem betreffenden Organ unterschiedliche Überträgersubstanzen frei. Im Wesentlichen ist das beim Sympathikus das Hormon Adrenalin und beim Parasympathikus das Gewebshormon Acetylcholin. Gesteuert werden diese unbewußt ablaufenden Prozesse in Organen wie Augen, Herz, Lunge und Magen vom Hypothalamus.

Die oberste Befehlsstelle des vegetativen Nervensystems liegt unterhalb des Sehhügels im Zwischenhirn. Die geradeмal rund vier Gramm schwere Region ist direkt mit der kirschgroßen Hirnanhangdrüse (der Hypophyse) verbunden.
Dieses winzige Gebilde an der Schädelhöhlenbasis (sie wiegt kaum mehr als ein halbes Gramm) ist der wichtigste Hormonproduzent im menschlichen Körper. Mit den annähernd zwanzig produzierten Hormonen regelt sie die Funktion der Drüsen des endokrinen Systems.
Sie steuert nicht nur die Körperhormone, darunter die Stoffwechsel und Sexualhormone, sie ist auch maßgeblich am Körperwachstum und der Entwicklung und Funktion der Geschlechtsorgane beteiligt.
Faserzüge der Nerven verbinden den Hypothalamus mit dem limbischen System, das wiederum mit dem Geruchszentrum und dem Sinneszentrum verbunden ist und unter anderem Verhalten und Gedächtnis mitbestimmt.

Wozu die Regulation wichtig ist

Schon bei den geringsten äußeren Einflüssen stellt sich das vegetative, vom Willen (fast ganz) unabhängig arbeitende Nervensystem automatisch auf die neue Situation ein, indem es bestimmte lebenserhaltenden Funktionen unseres Organismus verändert.

Das vegetative oder „autonome“ Nervensystem arbeitet, wie man heute weiß, nicht völlig unabhängig. Es ist, zum Beispiel über das Autogene Training, durchaus beeinflussbar. Wie überhaupt mit der Kraft unserer Gedanken letztlich alle Funktionen des Körpers positiv oder negativ beeinflusst werden können. Solange der Regulationsmechanismus reibungslos funktioniert, fühlen wir uns trotz wechselnder Wetterlagen recht behaglich.

Doch mitunter ist der Wetterstress für den Organismus eine so strapaziöse Angelegenheit, dass er mit der chemischen Produktion der erforderlichen Wirkstoffe und Substanzen nicht mehr nachkommt. Denn die hängt nicht nur davon ab, ob der Mensch bei bester Gesundheit ist, sondern auch von seinem Alter und dem Geschlecht. Außerdem fällt ins Gewicht, in wieweit es uns gelungen ist, uns zu akklimatisieren – und was ebenfalls wichtig ist: Zu welcher Tages- und Nachtzeit sich der Organismus mit den Wetterreizen auseinandersetzen muss.

Wie der Körper auf das Wetter reagiert

Auf diese physiologischen Funktionen wirkt das atmosphärische Geschehen ein:
Anzahl der roten und weißen Blutkörperchen, Blutdruck, Blutsenkungsgeschwindigkeit, Blutvolumen, Eiweißgehalt des Blutwassers, Gehirndurchblutung, Gewebedurchlässigkeit, Herzschlagfolge, Hormonausschüttung, Immunabwehr, Körpertemperatur, Leistungsfähigkeit von Leber und Niere, Muskelspannung, roter Blutfarbstoff und, und, und.

Was sich physiologisch verändert

Wenn unser körpereigenes Abwehrsystem versucht, mit dem Wetterstress fertig zu werden, verändern sich eine Reihe physiologischer Funktionen. So scheiden wir beispielsweise mehr Harn aus (Diurese), wenn kalte Fronten durchziehen. Nach dem Durchgang tropischer Luftmassen ist die Menge geringer. Die innersekretorischen Drüsen, die Hormone direkt an die Blutbahn abge-

ben, reagieren ebenfalls. Der Zucker-, Kalzium-, Phosphat-, Natrium- und Magnesiumgehalt des Blutes ändert sich.
In Reaktion auf Wärme oder Kälte vermindert oder verstärkt der Organismus seine Funktionen. Steigen die Temperaturen, sinken der Blutdruck und der Grundumsatz, bei Kälte nehmen beide zu. Das Blut wird bei warmem Wetter schwerfälliger, bei kaltem gerinnt es weniger leicht, es ist flüssiger. Außerdem verändert sich die Muskelspannung (Tonus).

Gestörte Blutgerinnung kann heikel werden

Je nachdem, wie stark oder schwach die physiologischen Reaktionen ausfallen, können die Folgen mitunter verhängnisvoll sein. Wenn beispielsweise bei Hitze das Blut schneller gerinnt, entstehen leichter Thrombosen und Embolien. Bei Thrombosen bildet sich ein Blutpfropf (Thrombus), der in dem Blutgefäß haften bleibt. Das kann sich mit Schmerzen an der betreffenden Stelle bemerkbar machen, mit punktförmige oder flächenhafte Blutungen oder Schwellungen.

Das Gefährliche daran ist, dass ein Thrombus, der seinen angestammten Platz verlässt und mit dem Blutstrom weiterwandert, an einer engen Stelle stecken bleiben kann und das Blutgefäß verstopft. So ein plötzlicher Verschluss (Embolie) führt dazu, dass das nicht mehr durchblutete Gewebe abstirbt (Infarkt). Falls davon die Herzkranzgefäße betroffen sein, bekommt das Herz nicht mehr ausreichend Nährstoffe zugeführt. Es kommt zum Herzinfarkt. Selbst wenn kein großer Gefäßast verschlossen ist und andere Abschnitte des Herzens die Arbeit des ausgefallenen Muskels mit erledigen, bleibt der Mensch gefährdet. Lebensgefährlich sind auch Embolien der Lunge oder den Hirnarterien. Ist die Blutzufuhr zum Gehirn unterbrochen, setzt schlagrtig die Funktion des betroffenen Gehirnabschnitts aus. Nach solch einem Schlaganfall (medizinisch: Apoplexie) können erhebliche Seh- oder Sprachstörungen oder Lähmungen zurückbleiben. Mitunter gehen Schlaganfälle aber auch tödlich aus. Herzinfarkte und Schlaganfälle treffen Menschen übrigens besonders häufig bei Tiefdruckwetter, vor allem wenn noch Warmluft im Spiel ist. Gefährlich ist jedoch nicht allein, wenn unser kostbarer Saft zu schnell gerinnt, auch dünnflüssiges Blut hat seine Tücken. Bei gestörter Blutgerinnung kann es beispielsweise nach Operationen zu Komplikationen kommen.

Warum zu hoher Blutdruck gefährlich ist

Wenn im Gefolge von kalter Luft bei mehr Menschen als sonst Herzinfarkte und Schlaganfälle auftreten, dann hängt das häufig mit einem stark überhöhten Blutdruck zusammen (bei Werten über 140 zu 90, im höheren Alter über 160 zu 95 mmHg). Er belastet das Herz und verhärtet die Schlagadern. Gegenüber einem normalen Blutdruck steigt das Risiko, einen Herzinfarkt zu erleiden um das Fünffache. Und die Gefahr, einen Schlaganfall zu bekommen, ist viermal so groß.

Bluthochdruck ist der gefährlichste Risikofaktor für die verschiedensten Organleiden, die durch „Verkalkung“ der Gefäße (Arteriosklerose) entstehen. Bei Hirnschlag und Herzinfarkt rangiert der Bluthochdruck sogar an erster Stelle. Auch das Risiko eine Herzmuskelschwäche zu bekommen, ist für Menschen mit zu hohem Blutdruck sechsmal größer als bei Gleichaltrigen mit normalem Blutdruck.

Wer zu hohen Blutdruck hat, merkt manchmal jahrelang nichts davon. Deshalb wird Bluthochdruck auch eine „stumme“ Gefahr genannt. Die meisten Beschwerden sind anfangs so uncharakteristisch, dass sie genauso oft auch bei Menschen ohne Hochdruck zu finden sind: Nervosität, Herzklopfen, Herzdruck oder Herzschmerz, Kopfschmerz, Schwindel, Schwitzen, Verdauungsbeschwerden, rasche Ermüdbarkeit, Antriebsschwäche.

Blutdruckwerte im Auge behalten

*Bei einem jungen Erwachsenen ist ein Wert von 120 zu 80 Millimeter auf der Quecksilbersäule (= mmHg) normal. Wobei der erste Wert, der den systolischen Druck anzeigt, bei dem der Herzmuskel sich zusammenzieht, mit jedem Lebensjahrzehnt um etwa 5 mmHg zunimmt. Von niedrigem Blutdruck spricht man, wenn der systolische Blutdruck längere Zeit weniger als 100 mm Hg beträgt. Solch eine „Hyp**o**tonie" wird im Allgemeinen erst bedenklich, wenn der Blutdruck dauernd zu niedrig ist und wenn das zu Beschwerden wie ständiger Müdigkeit, Herzklopfen, Konzentrationsschwäche oder Schwindel führt.*
Bei älteren Menschen, deren Blutgefäße verhärtet und nicht mehr so elastisch sind, kann es auch bei Hypotonie zur lebensbedrohlichen Minderdurchblutung des Gehirns kommen.

*Liegt der diastolische Blutdruckwert (wenn der Herzmuskel erschlafft) über 95mmHg, ist der Blutdruck normalerweise zu hoch. Lassen Sie sich gründlich untersuchen, wenn Sie häufig und immer wiederkehrend unter Kopfschmerzen, Herzklopfen, Atemnot, Unwohlsein, Schwitzen, Schmerzen in den Beinen und Sehstörungen leiden! Das können Zeichen einer „Hyp**er**tonie" sein – die sich mit der richtigen Bewegung, vernünftiger Ernährung und entsprechenden Medikamenten heutzutage wirksam regulieren lässt. Gefährlich wird's, wenn der Bluthochdruck unbehandelt bleibt, denn dann sind Herz und Gefäße überlastet, was zu ernsten Krankheiten wie Herz- und Nierenversagen, Augen-und Gefäßschäden sowie Gehirnschlag führen kann.*

Müde und schlapp durch zu niedrigen Blutdruck

Hat unser Steuersystem den Blutdruck bei Wärme um einiges zu niedrig eingestellt, so dass wichtige Organe nicht mehr ausreichend versorgt werden, fehlt es den Körperzellen an Sauerstoff. Die Folge: Wir fühlen uns müde und erschöpft. Der kleinste Handschlag fällt uns schwer, und wir sind auch schmerzempfindlicher als sonst. Wer bereits einen Herzschaden hat, für den ist ein niedriger Blutdruck besonders heikel. Weil das Herz durch den schwachen Blutstrom zu wenig Sauerstoff bekommt, lässt es in seiner Leistung noch mehr nach: Der Blutdruck fällt weiter ab.

Dass Herz- und Kreislauf bei wechselnden Wetterlagen und bei warmer Witterung schlapp machen, ist nichts Ungewöhnliches. Wird bei ungünstiger Wetterlage obendrein die Muskelspannung reduziert, ist das für Leute mit niedrigem Blutdruck, die sich sowieso schon matt fühlen, besonders belastend.

Was es mit dem Serotonin auf sich hat

Heftige Gewitter (aber auch Zigarettenrauch) können die Luft mit positiv und negativ geladenen Teilchen (Ionen) anreichern, was in vielen Fällen dazu führt, dass der Körper vermehrt Serotonin ausschüttet. Dieser körpereigene Wirkstoff kommt in vielen Geweben vor, insbesondere in den Blutplättchen, der Schleimhaut des Verdauungstraktes und dem Gehirn.

Die Blutplättchen setzen zum Beispiel Serotonin an den blutenden Stellen frei, damit es dort die kleinen Blutgefäße verengt und somit den Blutverlust verringert. Im Verdauungstrakt verhindert es, dass Magensäfte abgesondert werden, und es erregt die glatte Muskulatur an der Darmwand. Im Gehirn funktioniert Serotonin

als chemischer Trägerstoff (Neurotransmitter) und ist damit beschäftigt, die Nervenreize auf chemischen Weg weiterzugeben. Serotonin gilt als „Glückshormon", weil es daran beteiligt ist, bestimmte Bewusstseins- und Gemütszustände zu steuern. Ist zuviel von dieser Substanz vorhanden, die sich übrigens im Blut nachweisen lässt, kann das unter anderem Migräne, Herzklopfen und Stress-Symptome auslösen.
Die Gehirntätigkeit wird zum anderen, so nimmt man an, durch die elektrische Ladung der Luft gestört. Die vom elektrischen Feld ausgesandten „Sferics" sollen das parasympathische Nervensystem, zumindest teilweise, blockieren (betroffen ist also der Nervenstrang, der für die Funktionen des Verdauungsapparates, des Stoffwechsels und die Energiespeicherung zuständig ist.)

Die innere Uhr gerät aus dem Takt

International versuchen Wissenschaftler auch die These zu erhärten, dass sich die Wetterreize vor allem auf unsere inneren Uhren auswirken. Insbesondere die elektro-klimatischen Phänomene, so wird vermutet, könnten den biologischen Rhythmus erheblich aus dem Takt bringen. Daraus ließe sich erklären, warum wetterfühlige Menschen häufig unter Schlaf- und Konzentrationsstörungen leiden. Manche Medizinmeteorologen stehen dieser Annahme jedoch noch skeptisch gegenüber. Ihnen sind die Beweise noch nicht stichhaltig genug, die diese junge Wissenschaft der Chronobiologie bislang anführen konnte.

Rätselhafter Steuermechanismus

Für unser von der Natur eingerichtetes System mit seinen ausgefeilten Regelungs- und Rückkoppelungsmechanismen ist es schon bei günstigen Voraussetzungen ein rechter Kraftakt, in jeder

Situation perfekt zu funktionieren. Umso mehr leuchtet ein, dass starke Wetter- und Umweltreize, den sensiblen Steuermechanismus aus dem Gleichgewicht bringen, wenn wir krank oder geschwächt sind. Was wir spontan als mehr oder weniger deutliches Missempfinden, Kopfschmerzen, Nervosität, schlechtem Schlaf und anderen unterschiedlich starken Beschwerden – oder sogar als heftigen Leidensdruck wahrnehmen. Denn auch die seelische Pein ist vermutlich der entarteten Regelschaltung im vegetativen Nervensystem anzulasten.

Doch bislang wissen wir noch zu wenig von den biochemischen Abläufen im Gehirn, um einen eindeutigen Zusammenhang nachzuweisen, wie Stimmungen und Gefühle durch das Wetter ausgelöst werden. Zweifellos sind die Ursachen für alle wetterbedingten Befindensstörungen in den gestörten Funktionen im vegetativen Nervensystem und der Hormondrüsen zu suchen.

Wetter, Witterung oder Klima?

Wenn die Medizinmeteorologen erforschen, welche Beziehungen zwischen dem Wetter, dem Klima und dem Menschen bestehen, unterscheiden sie sehr genau zwischen „Klima“ und „Wetter“.
Wenn sie vom **Wetter** *reden, dann haben sie den augenblicklichen Zustand in der Atmosphäre im Blick.*
Unter **Klima** *verstehen sie die Witterungsverhältnisse einer Gegend in ihrem durchschnittlichen jahreszeitlichen Verlauf. Als* **Witterung** *bezeichnen sie den Wetterablauf mehrerer Tage.*

Den atmosphärischen Reizen auf der Spur

Welche atmosphärischen Einflüsse im einzelnen dafür verantwortlich zu machen sind, dass wir uns schlapp und niedergeschlagen fühlen oder besonders reizbar reagieren, dass wir nachts kein Auge zu bekommen, uns tagsüber der Schädel brummt oder sich gar ernstere Beschwerden einstellen – darüber haben sich die Experten viele Jahre den Kopf zerbrochen.
Wirken sich in erster Linie die Temperatur, der Luftdruck, die Luftfeuchtigkeit oder die Lichtverhältnisse aus?
Oder haben Wind und Wolken ihre Spuren hinterlassen? Sind am Ende gar kosmische Strahlungen oder elektromagnetische Felder für die zunehmende Zahl der Missempfindungen verantwortlich? Gesucht wird der auslösende Faktor.

Das macht uns geladen: Elektrizität in der Luft

Lange Zeit wurde vermutet, dass die Reizung des Körpers vorrangig durch eine veränderte Ionisierung der Atemluft hervorgerufen wird. Auch die sich entladende Elektrizität in der Luft nahm man genauer ins Visier. Bei Versuchen hatte sich gezeigt, dass die freiwerdenden elektromagnetischen Störungen die so genannten „Sferics", bei Testpersonen unter anderem spontane Nervenschmerzen, Veränderungen von Blutgerinnung, Puls, Blutdruck, Körpertemperatur und Reaktionsbereitschaft hervorriefen.

Unter dem Einfluss radioaktiver Strahlen, kosmischer Strahlen und der kurzwelligen UV-Strahlen der Sonne werden in der Atmosphäre ständig Luft-Ionen erzeugt, die ein luftelektrisches Feld aufbauen, dessen Spannung allerdings ständigen Schwankungen unterworfen ist. Gewitter wirken hier beispielsweise als elektrische Generatoren, aber auch Regen, Schneefall und Nebel sind mit im Spiel. Und nicht zuletzt tragen die Winde ihren Teil dazu bei. Dass sich die starken Spannungsschwankungen auf den menschlichen Organismus auswirken, haben Mediziner bereits in den sechziger Jahren beobachtet. Sie stellten in verschiedenen Sanatorien fest, dass die schlimmsten Krisen der Kranken stets dann auftraten, wenn sich die Luftelektrizität deutlich veränderte. An solchen Tagen klagten die Patienten über Kopfschmerzen, Schlaflosigkeit und Atemnot und andere Beschwerden.

Die Stromspannung des luftelektrischen Feldes wird unter anderem von den Blitzen erzeugt, die sich rund um die Uhr überall in der Erdatmosphäre entladen. Wissenschaftler haben ausgerechnet, dass es auf unserem Globus annähernd zweitausend Mal gleichzeitig gewittert. Das bedeutet, dass in jeder Sekunde an die dreißig Blitze das luftelektrische Feld aufladen. In diesem Feld, das

zwischen der Ionosphäre und der Erde liegt, pendeln die Ionen nach oben oder nach unten.
Aus dem Physikunterricht wissen wir, dass ein elektrisches Feld immer zwischen zwei gegensätzlichen Polen liegt, dem Pluspol und dem Minuspol. Die elektrisch leitende Ionosphäre ist bei schönem Wetter der Pluspol und die Erde der Minuspol. Das kann sich schlagartig ändern, wenn bei Regen oder Gewitter dichte Wolken am Himmel aufziehen, deren Unterseite negativ geladen ist. Dann wird die Erde zum Pluspol. Das passiert allerdings nicht beliebig bei jeder Art von Bewölkung. Bei leichtem Schneefall zum Beispiel bleibt alles beim Alten und die Ionen wandern, wie bei der Schönwetterlage auch, abwärts zur Erde hin.

Wie uns elektrische Felder beeinflussen

Bei einem Gleichfeld dieser Art fühlen wir uns am wohlsten, so haben Elektrobiologen herausgefunden. Der Organismus ist ausgeglichen, die Sauerstoffaufnahme und der Stoffwechsel
werden angekurbelt, das negative Nervensystem funktioniert einwandfrei. Kritisch wird es aber für manche von uns, wenn die Stromrichtung plötzlich umspringt. Weil der Organismus es oft nicht schafft, sich in Nullkommanix auf die veränderte Situation einzustellen.

Die unangenehmen Effekte kennen wir bereits, denn es stellen sich mehr oder weniger die gleichen Symptome ein, wie bei einem plötzlichen Wetterumschlag: Kopfschmerzen, Unwohlsein, Müdigkeit bei gleichzeitiger Schlaflosigkeit, Konzentrationsstörungen, und, und, und.
Seit langen ist bekannt, dass die natürlichen elektromagnetischen Felder auf unser Nervensystem, Blutbild, Kreislauf, Stoffwechsel, Wachstumsprozesse und biologische Rhythmen einen gewissen

Einfluss haben. Aber trotz vieler Experimente und Untersuchungen – mit teilweise widersprüchlichen Ergebnissen – konnte der biologische Wirkmechanismus bis heute nicht erklärt werden. Das hängt unter anderem auch mit den messtechnischen Hürden zusammen, die bei diesem Test zu nehmen sind.
Will man herausfinden, wie die natürlichen elektrischen und magnetischen Felder auf den Menschen wirken, lassen sich die andere elektrische Erscheinungen und auch die übrigen Einflüsse, wie etwa der Luftdruck oder Umgebungstemperatur, nicht völlig isolieren. Sie können folglich das Ergebnis verfälschen. Selbst wenn die Versuchspersonen in speziellen Experimentierräumen künstlich erzeugten elektrostatischen Feldern ausgesetzt sind, lassen sich gewisse Störeinflüsse nicht ganz zu vermeiden.

Das luftelektrische Feld...
ist an der Herstellung des Ionen-Gleichgewichts beteiligt, das zwischen der Ionosphäre und der Erde liegt.
Die Ionosphäre beginnt in einer Höhe von etwa sechzig Kilometer und reicht bis 2000 Kilometer hoch. Das ist der Teil der hohen Atmosphäre, in dem die Zahl der Ionen und freien Elektronen so groß ist, dass sie die kurzwelligen Radiowellen über tausende von Kilometern leiten können.

Warum positive Ionen für uns eher negativ sind

Da das elektrostatische Feld die Ionisationsverhältnisse der Luft beeinflusst, lässt sich kaum eindeutig klären, was nun stärker auf uns einwirkt – das elektrostatische Feld selbst oder die jeweiligen Ionisationverhältnisse in der Luft. Manche Fachleute bestreiten ohnehin, dass die Ionen für sich genommen eine maßgebliche biologische Wirkung haben. Sie können keinen beachtenswerten Einfluss auf unsere Gesundheit erkennen. Andere Wissenschaftler sehen ganz eindeutige Zusammenhänge, die sowohl unser physisches als auch psychisches Befinden betreffen. Diese Forscher gehen davon aus, dass große Mengen dieser elektrisch geladenen Teilchen auf unseren Organismus und damit auch auf die Stoffwechselprozesse einwirken.

Während man bei Pflanzen feststellen kann, dass sie ganz prächtig gedeihen, wenn die Atmosphäre, in der sie angebaut werden, mit positiven oder negativen Ionen angereichert ist, spielt es bei uns Menschenkindern offenbar eine Rolle, ob die Teilchen negativ oder positiv geladen sind: Wenn ein Gewitter aufzieht, schwirren besonders viele **positive Ionen** durch die Luft etwa tausend bis zweitausend pro Kubikzentimeter. Sie entstehen durch die Reibung der verschiedenen Luftschichten, die statische Elektrizität auslösen. Sie kann sich als Blitz entladen, wenn die Luft feucht ist. Ist sie hingegen trocken, wie beim Föhn, bleibt die elektrische Ladung in der Luft – und bereitet, so schätzen die Fachleute, jedem dritten Menschen gesundheitliche Unbill.

Die positiven Ionen wirken sich nämlich auf unsere Gesundheit alles andere als positiv aus. Wenn sich zuviel davon in der Atmosphäre tummeln, kann das die biologischen Abläufe von sonst durchaus gesunden Menschen irritieren. dass äußert sich dann vorrangig in den „typischen“ Missempfindungen, die bereits in dem Kapitel über den Wetterwechsel genannt wurden. So unter anderem mit Kopfschmerzen, schlechtem Schlaf, Unruhe, Niedergeschlagenheit und Antriebsschwäche. Manche leiden unter Attacken von Schwindel, Atemnot und Übelkeit, andere haben Beklemmungen in der Herzgegend. Untersuchungen haben darüber hinaus gezeigt, dass positive Ionen Herzkrankheiten ungünstig beeinflussen und Komplikationen nach Operationen hervorrufen können. Am empfindlichsten reagieren offenkundig unsere Atmungsorgane. Kaum gelangen die positiven Ionen mit der Atemluft in die Bronchien, machen sie den dort ansässigen Flimmerhärchen die Arbeit schwer. Anstelle von 850 Vibrationen in der Minute schaffen diese nur noch einen Flimmerrhythmus von 350. Das reicht dann kaum noch aus, um die schädlichen Substanzen der verschmutzen Luft wieder nach draußen zu transportieren.

Ganz anders die **negativen Ionen.** Sie bringen die Flimmerhärchen erst so richtig in Schwung. Das Erstaunliche ist, dass bei einigen „vorfühligen“ Menschen viele Symptome bereits ein bis zwei Tage vor dem eigentlichen Wetterwechsel auftreten – was die Experten mit der Elektrizitätsgeschwindigkeit erklären.
Wenn zuviel positive Ionen auf den Organismus einwirken, reagiert der Körper, indem er vermehrt Serotonin und Adreanlin ausschüttet, das hat vor Jahren schon ein israelischer Gelehrter festgestellt. Dem Serotoninüberschuss werden die Kopfschmerzen, Reizbarkeit, Schlaflosigkeit, Herzschmerzen und die übrigen Symptome der Wetterfühligkeit angelastet.
Die übermäßige Adrenalinproduktion fördert zunächst die Aktivität, führt dann aber zur Erschöpfung. Außerdem wird die Schilddrüse angeregt, im Übermaß Hormone zu produzieren. Auch hier folgt dem anfänglichen Tatendrang eine rasche Ermüdung. Die Betroffenen sind äußerst gereizt oder haben Schmerzen in der Herzgegend.
Wenn wir zuviel von den negativen Ionen abbekommen, ist das unserer Gesundheit eher zuträglich: Wir fühlen uns rundherum wohler, atmen freier, der Stoffwechsel wird angekurbelt. Unser Blut kann mehr Sauerstoff tanken, worauf der Blutdruck sinkt. Für diejenigen unter uns, die zu hohen Blutdruck haben, sind negative Ionen folglich besonders gut. Allerdings nur, wenn die Hypertoniker keinen blauen Dunst produzieren oder sich ihm aussetzen. Denn sonst verbinden sich die Ionen kurzerhand mit den im Rauch

enthaltenen Schwebstoffen. So bewirken sie genau das Gegenteil: Sie verstopfen die Bronchien, das Blut kann weniger Sauerstoff aufnehmen, der Blutdruck steigt.

Das negative Ionen ganz verblüffende gesundheitlichen Wirkungen haben, konnten US-Forscher in einem Experiment nachweisen: Sie haben mehr als zweihundert Patienten, die Verbrennungen dritten Grades hatten, mit negativen Ionen behandelt. Diese hatten weniger Schmerzen und ihre Wunden infizierten sich nicht. Auch Patienten, die an Heuschnupfen litten, brachte die mit den negativen Ionen angereicherte Luft Erleichterung. Die Wissenschaftler konnten zudem mit Hirnstrommessungen nachweisen, dass negative Ionen auf das Gehirn beruhigend wirken.

Die Luft ist elektrisch geladen

Ionen sind Atome, Moleküle oder winzige Partikel, die ein Elektron aufgenommen oder verloren haben. „Negative Ionen“ haben ein Elektron aufgenommen, „positive Ionen“ haben eines verloren. Je nach Wetterlage und Luftbeschaffenheit schweben unterschiedlich viele positiv und negativ geladene Ionen durch die Luft. Bei Tiefdruckwetter, wenn der Föhn die Tal-Lagen erreicht hat sind ebenso wie bei Schneefall außerordentlich viele Ionen in der Luft. Wind und Nebel, Auspuffgase und verschmutzte Luft tragen dazu bei, dass sich gerade in den Ballungsgebieten die positiven Ionen in der Nähe des Bodens gefährlich konzentrieren.

Negative Ionen finden sich reichlich in der Nähe von Wasserfällen, am Meeresstrand und in den Bergen. Im Alpenraum zum Beispiel drängen sich viertausend von ihnen in einem Kubikzentimeter Luft, in der „guten“ Landluft ist es dagegen gerade mal die Hälfte.

Noch spärlicher ist ihr Anteil in der Luft über Autobahnen (1000) über normal befahrenen Straßen (500) und in Arbeitsräumen (200). Schlappe fünfzig negative Ionen halten sich schließlich noch in einem Kubikmeterzentimeter Smog – einer Mischung aus Nebel und Luftschadstoffen – auf.
Bevor sich das Gewitter entlädt, bewegen sich die negativen Ionen von der Erde weg nach oben. Zurück bleibt in der Atemluft ein Überschuss an positiven Ionen – bis sich das Gewitter verzogen hat und sich die negativen Ionen wieder einfinden.

Sferics eilen dem Föhn voraus

Manche Wissenschaftler halten die elektromagnetischen Wellen von geringer Frequenz für die eigentlichen Auslöser der Wetterfühligkeit. Diese Sferics (hergeleitet von Atmospherics) entstehen wie die Spannung des luftelektrischen Feldes, wenn sich in der Atmosphäre Elektrizität entlädt, also in erster Linie durch Blitze. Aber auch stille Entladungen, durch die Reibung von Staubteilchen, können Spherics erzeugen – die dann allerdings keine allzu große Reichweite haben.

Diese natürlichen elektromagnetischen Wellen werden tagsüber intensiver und nehmen nachts erheblich ab. Wie viele uns tatsächlich erreichen, hängt von der jeweiligen Wetterlage ab. Schon ein, zwei Tage, bevor die Warmfront eines Tiefs eintrifft, klingen die Impulse in der Atmosphäre ab. Sie sind am schwächsten, wenn die Warmfront über uns hinwegschwenkt, während des Föhns und auch bei einer „Null-Wetterlage“.

Wenn die Kaltfront eines starken Tiefs oder Stürme herannahen, eilen ihnen die elektromagnetischen Wellen voraus. Das ist beispielsweise auch beim alpenländischen Föhn der Fall. Damit wird unter anderem auch das Phänomen der „Vorfühligkeit" erklärt. Manche Fachleute gehen davon aus, dass die Sferics selbst von weit entfernten Wetterereignissen Signale an den menschlichen Organismus senden. Die Signale können aus nächster Nähe aber auch aus bis zu dreitausend Kilometer entfernt liegenden Regionen zu uns gelangen. Je nachdem, welche Strecke die Impulse bereits zurückgelegt haben, treffen sie uns mal stärker und mal schwächer. Dabei machen sie nicht vor unserer äußeren Hülle halt, sondern dringen über die Nervenendungen unter die Haut bis zu den inneren Organen vor.

Da auch wir als elektrisches Wesen mit Nervensträngen „verkabelt" sind, durch die unablässig Informationen zwischen den Körperzellen fließen, können die Sferics diese winzigen elektrischen Steuerimpulse wie ein Störsender überlagern. Das kann soweit gehen, dass sie unser parasympathisches Nervensystem, das für die Verdauung, den Stoffwechsel und die Energiespeicherung zuständig ist, zumindest teilweise blockieren.

Was passiert, wenn der Körper sich mit den Sferics auseinandersetzt, hat man in einem Experiment versucht herauszufinden. Die Testpersonen, die einem künstlich erzeugten elektromagnetischen Wellen ausgesetzt waren, klagten anschließend über Kopfschmerzen, Schweißbildung auf den Handflächen, andere waren müde oder fühlten ein Gewicht auf der Brust. Die Forscher berichteten auch über Veränderungen der Blutgerinnung, Puls, Blutdruck, Körpertemperatur, Allergiebereitschaft, Elektrokardiogramm, Reaktionszeit und dergleichen mehr.

Da es aber technisch so gut wie unmöglich ist, auch bei diesen Tests andere Faktoren wie Temperatur, Raumbeleuchtung, Luftdruck oder Jahreszeit völlig auszuklammern, beweisen diese Untersuchungen keineswegs, dass einzig und allein die Impulsstrahlung für die Körperreaktionen verantwortlich zu machen ist. Dass die erstaunlichen Langwellen dennoch einen gewissen Einfluss haben, dafür sprechen zumindest Daten des bayerischen Statistischen Landesamtes. Danach lag die Zahl der Todesfälle an Tagen mit heftiger Sferics-Aktivität erheblich über und an Tagen mit geringem „Wellengang“ deutlich unter dem Durchschnitt. Auch die Zahl der Unfälle am Arbeitsplatz hatte an Tagen mit starker Sferics-Tätigkeit erkennbar zugenommen.

Wobei die meisten Unfälle in geschlossenen Räumen passierten. Was nach Ansicht einiger Fachleute eindeutig dafür spricht, dass die Ursache allein auf die Langwellen zurückzuführen ist.
Damit ist beileibe nicht gesagt, dass die Wirkungen der Sferics immer nur negativer Natur sein müssen. Es gibt ebenso Erkenntnisse, wonach Wellen mit bestimmten Impulsfolgen den Sympathikus anregen, also jenen wichtigen Nervenstrang des vegetativen Nervensystems, der für Atmung, Kreislauf und höhere Leistung der Organe zuständig ist.

Eines steht jedenfalls fest: Wir sind auch in geschlossenen Räumen vor den Sferics nicht sicher, denn sie dringen wie Radiowellen fast ungehindert durch Fenster und Wände in unsere Wohnungen ein. Das erklärt auch, weshalb manche Menschen wetterfühlig reagieren, obwohl sie ihre vier Wände praktisch nicht verlassen.

Wenngleich in der Fachwelt darüber gestritten wird, ob und wie nun das verschobene Ionen-Gleichgewicht, das luftelektrische Feld oder die Atmosferics jeweils im Alleingang auf Leib und Seele wirken – es spricht einiges dafür, dass auch unser „Elektroklima“ ein wichtiger biotroper Faktor ist, der auf geheimnisvolle Weise zur Wetterfühligkeit beiträgt.

Was passiert, wenn uns kosmische Strahlen treffen?

Seit einigen Jahrzehnten gibt es innerhalb der biometeorologischen Medizin einen Zweig, der sich eingehend damit befasst, wie sich Einflüsse aus dem Weltall auf unsere Gesundheit auswirken. Diese „Kosmische Medizin" beschäftigt sich wohlgemerkt mit uns Erdbewohnern und nicht wie die „Raummedizin" mit den physiologischen Reaktionen der Astronauten.

Den nuklearen Geschehnissen wird einiges an Wirkungen auf unsere Gesundheit nachgesagt, so etwa, dass bei einer großen Sonnenaktivität die Widerstandskraft des menschlichen Körpers abnimmt und sich sämtliche **Bestandteile des Blutes verändern**. Für die erstaunlichen Beobachtungen und Erkenntnisse stehen allerdings noch viele handfeste wissenschaftliche Erklärungen aus.

Schon Anfang des Jahrhunderts hatten französische Ärzte beobachtet, dass es ihren Patienten gesundheitlich schlechter ging und dass es doppelt so oft zu plötzlichen Todesfälle kam, wenn die von Zeit zu Zeit auftretenden dunklen Stellen auf der Sonnenoberfläche, so genannte „Sonnenflecken", erschienen.

Diese Flecken entstehen durch gewaltige magnetische Stürme, die riesige Mengen von Wellen und Teilchen auf unseren Planeten schleudern. Sie verändern dadurch die meteorologischen und geophysikalischen Verhältnisse auf der Erde. Was sich unter anderem in erheblichen Funk-, Kompass- und Telefonstörungen bemerkbar macht – und womöglich durch Störungen, die unsere chemischen und biologischen Abläufe durcheinander bringen. Während sich in den zwanziger Jahren die französische Akademie

der Medizin mit den Aufzeichnungen der Ärzte befasste, hatte zur gleichen Zeit ein russischer Gelehrter den Zusammenhang von großen Seuchen und Epidemien, wie Pest, Cholera, Typhus, und dem Zyklus der Sonnenflecken untersucht. Er kam nach umfassenden Recherchen zu dem erstaunlichen Resultat, dass die großen Pestepidemien der Geschichte, die Cholera, die Diphtherie, Typhus und die Pocken allem Anschein nach genau dem Elfjahresrhythmus der Sonnenflecken folgten. Die Epidemien traten meist in den Jahren auf, wenn die Sonnenflecken ihr Maximum erreichten. (Die Zahl der Flecken nimmt fünf oder sechs Jahre lang zu, um dann allmählich wieder abzunehmen.)
Später lieferten Berliner Bakteriologen die Erklärung für dieses Phänomen. Sie entdeckten bei ihren Experimenten, dass die An-

Sonnenflecken

Die Sonne ist eine riesige Gaskugel, die zu 92 Prozent aus Wasserstoff, 7,8 Prozent Helium und 0,2 Prozent aus allen anderen uns bekannten Elementen, darunter auch Gold besteht.
Auf der Oberfläche dieses gigantischen Himmelskörpers – er ist immerhin 1,3 Millionen Mal größer als die Erde – bilden sich von Zeit zu Zeit dunkle Flecken.
Diese riesigen Gebiete sind über 1000 Grad kälter als die 5500 Grad Celsius heiße Umgebung. Sie entstehen vermutlich durch wirbelartige Strömungsvorgänge, bei denen Magnetfelder erzeugt werden. Sonnenflecken sind jedenfalls ein Zeichen dafür, dass die Sonne besonders aktiv ist. Ihre Eruptionen verstärken den Teilchenstrom und das ultraviolette Licht. Auf unserem Globus macht sich das mit einem leichten Temperaturanstieg bemerkbar.

steckungsfähigkeit (Virulenz) von Mikroorganismen wie Viren, Bakterien, Pilzen mit den Sonneneruptionen in Beziehung steht und sich bei einem gewissen Zustand des Erdmagnetismus erhöht. Trifft nun diese gesteigerte Virulenz auf die von der Sonnenfleckentätigkeit geschwächte Widerstandskraft des Menschen, finden die Erreger von Krankheiten damit geradezu ideale Bedingungen vor, um sich zu vermehren.
Die großen Seuchen werden dank der Impfungen heutzutage zwar weitgehend in Schach gehalten, dennoch sind die Beobachtungen des Wissenschaftlers auch in unseren Tagen keineswegs verstaubte Theorie. Denn Pocken, Typhus, Cholera können, wie sich gezeigt hat, immer wieder ausbrechen. Sollten die Beobachtungen des Forschers stimmig sein, könnten sie von Ärzten dazu genutzt werden, zu Zeiten der größten Sonnentätigkeit entsprechende Vorsichtsmaßnahmen einzuleiten.

Dieses Maximum lässt sich ohne weiteres berechnen. Für Astronomen ist es jedenfalls kein Hexenwerk, den Zyklus der Sonnenflecken weiträumig vorauszusagen. Die Kosmomediziner haben auch eine Korrelation zwischen der Zahl der Herzinfarkte und der Aktivität der Feuerkugel hergestellt. Danach wirkt sich die plötzlich gesteigerte Aktivität des Zentralgestirns auf die Blutgefäße des Körpers aus. Bei entsprechend veranlagten Menschen können sich dadurch Blutgerinnsel bilden, die womöglich die Kranzader des Herzens verstopfen und so einen Infarkt auslösen.

Zu Zeiten an denen erdmagnetische Störungen infolge jäher Sonneneruptionen aufgetreten waren, hatten die Forscher nicht nur einen plötzlichen Anstieg an Herz-Kreislauf-Zwischenfällen registriert, es hatten nachweislich auch besonders viele Menschen einen Herzinfarkt erlitten. Die Sonnenstürme bringen offenbar auch Lungenkranke in Gefahr: In Tuberkulosesanatorien haben Ärzte beobachtet, dass mehr Kranke als sonst Blutungen bekamen und auch mehr Patienten an den Tagen starben, an denen magnetische Störungen auftraten. Nach statistischen Analysen besteht gleichfalls eine Korrelation zwischen den farbenprächtigen Polarlichtern die wir bei uns nur selten (als „Nordlicht“) zu sehen bekommen, und den Erkrankungen in Lungensanatorien. Denn auch die Nordlichter sind an eine elfjährige Periode gebunden und zeigen Parallelen zur der Fleckentätigkeit der Sonne. Man nimmt an, dass die Leuchterscheinungen durch Ströme elektrisch geladener Teilchen entstehen, die von der Sonne ausgehen und in die Erdatmosphäre eindringen, wo sie die Moleküle und Atome zum Leuchten bringen. Unklar ist bis heute, aufgrund welcher Mechanismen sich die kosmischen Ereignisse ungünstig auf unsere Gesundheit auswirken können.

Nahe liegend ist, dass beispielsweise die Blutzusammensetzung durch geophysikalische Faktoren beeinflusst wird, die auf das innersektretorische-vegetative System wirken. Dafür sprechen Beobachtungen, die Kosmo-Mediziner bei der Analyse von Blutproben gemacht haben. Zu Zeiten starker Sonneneruptionen entdeckten die Ärzte, dass die Zahl der weißen Blutkörperchen bei gesunden Menschen anormal abgenommen hatte. In anderen Studien stellten die Forscher fest, dass sich die Lymphozyten stark vermehrten, jene weißen Blutkörperchen, die unser Körper zur Abwehr von Infektionen lebensnotwendig braucht.

Doch nicht nur die weißen Blutkörperchen scheinen auf die kosmischen Einflüsse zu reagieren. Auch die anderen Bestandteile des Blutes weisen entsprechende unregelmäßige Schwankungen auf. Ein japanischer Biologe hat in zwanzigjähriger intensiver Forschung einen engen Zusammenhang hergestellt zwischen den Veränderungen im menschlichen Blutserum und den verschiedenen solaren Aktivitäten wie Sonnenaufgang, Eruptionen, Sonnenfleckenzyklus und dergleichen mehr.

Die Schwankungen in der Blutzusammensetzung, die ja den Funktionszustand der Zellen und Gewebe widerspiegeln, hängen noch von anderen Faktoren ab, wie etwa dem Alter des Betreffenden, seiner aktuellen gesundheitlichen Verfassung und seiner Ernährungsweise. Doch zusätzlich sollen, davon sind jedenfalls die Kosmo-Mediziner überzeugt, eben auch die Einflüsse aus dem All unser Blutbild verändern.
Und das erscheint ihnen als eine völlig normale Reaktion, mit der sich der gesunde Organismus auf die Außenreize einstellt. Andererseits kann aufgrund der Blutzusammensetzung auf etwaige Störungen beispielsweise im Bereich der endokrinen Drüsen oder des Nervensystems geschlossen werden.

Es gibt etliche Studien und Statistiken, die sich den unterschiedlichsten Auswirkungen des solaren Phänomens befassen. So haben Forscher auch untersucht, inwiefern plötzlich auftretende Krämpfe bei schwangeren Frauen und Wöchnerinnen (Eklampsie) den erdmagnetischen Störungen angelastet werden können, ob bei Depressionen, Gicht- oder Rheumaanfälle, Migräneattacken, Nervenentzündungen die Sonnenaktivität ebenfalls ein Rolle spielt.

Man hat immer wieder versucht dahinter zu kommen, ob bestimmte Formen menschlichen Verhaltens auf irgendeine Weise mit den Tagen großer oder niedriger Sonnenaktivität in Beziehung stehen könnten. So hat man Unfallziffern, Statistiken von Gewalttaten und Selbstmordraten unter diesem Gesichtspunkt genauer unter die Lupe genommen – und ist dabei zu dem Schluss gekommen, dass bereits geringfügige Intensitätsänderungen des erdmagnetischen Feldes auf das Nervensystem einwirken und entsprechende physiologische und psychologische Reaktionen hervorrufen können.

Von der Macht des Mondlichts

„Der Mond ist aufgegangen..." und viele bekommen kein Auge zu. Bei anderen regt sich die Lust – oder manch finsterer Trieb, wenn der Mond in voller Pracht am Himmel steht. Ordnungshüter, Rettungsdienste aber auch die Hebammen haben in dieser Zeit alle Hände voll zu tun. Denn bei Vollmond gerät am Boden offenbar einiges außer Kontrolle. Die Polizei muss mehr Einsätze fahren, die Leute haben zuviel getrunken, sie sind streitsüchtiger als sonst, drehen durch und verursachen Unfälle. In den Geburtskliniken herrscht derweil Hochbetrieb...

Bei Mondschein passieren die merkwürdigsten Dinge – glaubt man den erstaunlichen Schilderungen von Mondsüchtigen und anderen mondfixierten Zeitgenossen. Wissenschaftler sehen das freilich nüchterner.

Die einen halten die Reaktionen auf die Vollmondphase für reine Einbildung. Für sie bewirkt die Kraft des Mondes, unterstützt von der Sonne zunächst einmal, dass der Meeresspiegel abwechselnd fällt und steigt (Ebbe und Flut).

Außerdem denken sie darüber nach, ob das Nachgestirn möglicherweise ein Klimaregulator für die Erde ist. Zumindest deuten Forschungen darauf hin, dass der Mond, indem er den Lauf der Erde stabilisiert, uns vor noch chaotischeren Wetterwechseln bewahrt.

Andere Wissenschaftler billigen dem Mond gewisse Kräfte zu, die das erdmagnetische Feld verändern, und damit auch die Körperfunktionen von uns Menschen beeinflusst, wie die anderer biologischer Wesen auch.

Was man dem Nachtgestirn so alles nachsagt

Seit jeher ranken sich unzählige Fabeln und Mythen um den vierhunderttausend Kilometer entfernten Erdbegleiter. Viele Jahrhunderte lang schrieb man jegliches geheimnisvolles oder abartiges Verhalten den Einflüssen des Mondes zu.

Die alten Babylonier, Ägypter, Griechen und Römer hielten die Wandlungen des Mondes für das Werk eines Gottes. Jede Religion sah in dem Mond die ideale Heimstätte für den einem oder anderen Überirdischen. Für Urvölker und selbst Ärzte der Neuzeit besteht kein Zweifel, dass der Mond den Menstruationszyklus der Frau steuert und auch für die Kindersegen zuständig ist. Bei den Maoris in Neuseeland zum Beispiel ist der Mond der „Vater aller Kinder“, während die Hindus die Schwangerschaften ihrem Mondgott „Soma“ verdanken.

Auch unser Wetter soll sich mit den Mondphasen ändern. Bei Vollmond meinen die einen, bei Neumond die anderen.
Schon in grauer Vorzeit war man davon überzeugt, dass der Himmelskörper das Verhalten der Atmosphäre beeinflusst. Viele Verfahren der Wettervorhersage beruhen auf dieser Theorie. Tatsächlich deutet eine neuere Studie darauf hin, dass starke Regenperioden gewöhnlich beim ersten oder dritten Mondviertel auftreten. Offen blieb aber bisher, weshalb das so ist.

Der Mond wirkt auf die Pflanzen und Tiere, davon sind jedenfalls Landwirte überzeugt, die sich beim Ackerbau nach dem Nachtgestirn richten und ihr Saatgut nur an ganz bestimmten Mond-Tagen in den Boden bringen. Auch das Vieh schlachten einige nur bei zunehmendem und vollem Mond, weil solches Fleisch, wie schon die Nonne und Seherin Hildegard von Bingen im zwölften Jahrhundert lehrte, nahrhafter und schmackhafter sein soll. Was die Qualität des Fleisches angeht, so stehen einschlägige Analysen noch aus. dass Pflanzen, deren Wachstum engstens von der Sauerstoffzufuhr abhängt, unterschiedlich viel Sauerstoff konsumieren, je nachdem, um welchen Mondmonat und Mondtag es sich handelt, das konnten Biologen schon vor Jahrzehnten feststellen.

Der Vollmond treibt Forscher und Schlafwandler um

Dass der Mond ähnlich wie die Sonne auf den menschlichen Organismus einwirkt und hier die unterschiedlichsten Reaktionen hervorruft, das haben Wissenschaftler vielfach zu beweisen und zu widerlegen versucht. Doch weder in der einen noch der anderen Richtung konnten die Forscher eindeutige Ergebnisse auf den Tisch legen.

Manche Studien weisen einen direkten Zusammenhang zwischen den Mondphasen und Mord, Selbstmord sowie Geisteskrankheiten auf, während andere Arbeiten keine derartigen Rückschlüsse zulassen. Amerikanische Forscher sind der immer wieder zu hörenden Behauptung nachgegangen, dass bei Vollmond, wenn die „Säufersonne“ strahlt, der Alkoholkonsum steigt und Gewalttätigkeiten zunehmen. Doch auch ihre statistischen Analysen brachten keine eindeutigen Ergebnisse. Auch in Hinblick auf Geisteskrankheiten und Depressionen bleibt vieles offen.

Was die Ähnlichkeit zwischen dem weiblichen Zyklus von durchschnittlich achtundzwanzig Tagen (der bei manchen Frauen hartnäckig davon abweicht) und dem Mondumlauf angeht, so halten einige Gelehrte das rundweg für ein rein zufälliges Zusammentreffen.

Manche Biologen meinen, es sei abwegig anzunehmen, dass der Mensch unter allen Säugetieren der Schöpfung als einziges in dieser Beziehung dem Einfluss des Mondes ausgesetzt sei.

Wer als „Mondsüchtiger“ zur nächtlichen Stunde im Dämmerzustand zwischen Schlafen und Wachen umherwandelt, kann gegenwärtig nur darauf hoffen, dass ihm wissenschaftlich eines Tages die Augen geöffnet werden.
Dieses fachsprachlich als „Somnambulismus“ bezeichnete Phänomen des Schlafwandelns, das manche Kinder und Jugendliche sogar regelmäßig befällt (und meist nach dem fünfzehnten Lebensjahr aufhört), ist aus psychiatrischer Sicht jedenfalls nicht weiter als der Ausdruck nächtlicher Gefühle von Angst und Einsamkeit, es spiegelt aber keine tief greifenden emotionalen Probleme wider. Bei Erwachsenen hingegen sollen meist extremer Stress und unbewältigte emotionale Krisen die Schläfer aus dem Bett treiben.

Da die Betroffenen häufig bei Vollmond umherstreifen (und das durchaus nicht immer mit „schlafwandlerischer Sicherheit“, denn schon viele Nachtwandler sind schwer verunglückt), sehen viele einen Beweis darin, welch ungeheuerliche Macht das Mondlicht auf den Menschen ausübt. Da der menschliche Körper zu mehr als der Hälfte aus Wasser besteht, halten sie es für vorstellbar, dass Menschen, die für die Anziehungskraft des Mondes besonders empfänglich sind, auf Gezeitenunterschiede reagieren.

Schlafforscher haben unterdes festgestellt, dass sich beim „Mondsüchtigen“ außergewöhnliche elektrische Entladungen von Gehirnwellen ereignen. Obwohl das Bewusstsein völlig ausgeschaltet ist, laufen koordinierte Bewegungen ab. Doch auch die Experten können nicht erklären, warum die meisten Schlafwandler just bei vollem Mond umherirren.

Die Chronobiologen haben in Sachen Mond und seine Wirkung auf den Menschen zumindest eine eingängige Annahme vorzuweisen. Sie vermuten, dass wir in unserem tiefsten Innern monatliche Rhythmen beherbergen, die sich vor Jahrmillionen als Reaktion auf die zyklischen Änderungen der Gravitationsanziehung des Mondes auf die Erde entwickelt haben. Diese inneren Rhythmen gehen höchstwahrscheinlich mit der Anziehungskraft des Mondes und in geringerem Maß mit den Veränderungen des Lichts synchron.

Wenn Luftmassen in Bewegung geraten

Nicht allein trübes, regnerisches oder schwülwarmes Wetter lastet uns auf Leib und Seele. Sobald irgendwelche Einflüsse die bestehende Wetterlage stören, bringt das den Organismus aus dem Gleichgewicht und manchen Zeitgenossen um den wohlverdienten Schlaf.
Zu solch einer „vegetativen Dysregulation“ kommt es, wenn Luftmassen in Bewegung geraten: Etwa wenn ein Tief mit wärmeren Luftmassen heranrückt und sich danach kältere Luft breit macht. Das Verblüffende daran: Es ist gar nicht so wesentlich, dass wir mal niedrigere und mal höhere Temperaturen zu ertragen haben. Ungünstig wirken sich vielmehr die atmosphärischen Vorgänge aus, wenn die eine Luftmasse die andere verdrängt.

An der Frontlinie zwischen den beiden Luftmassen, die zum Boden einen spitzen Winkel bildet, geht es nämlich meteorologisch gesehen äußerst turbulent zu. Kalte und warme Luftmassen steigen in die Höhe oder sinken und verwirbeln miteinander (Okklusion). Typisch für diese unruhige Phase des Frontendurchgangs sind ziehende Wolkenfelder, Regen- oder Schneeschauer, drehende Winde, manchmal gibt es sogar Sturm und Gewitter. Das ganze kann Stunden oder Tage anhalten, bis schließlich die kalte (und schwerere) Luft die wärmere (leichtere) Luft vollends in höhere Schichten verdrängt hat.

Überhaupt hängt viel davon ab, wie intensiv und mit welchem Tempo die Luftmassen miteinander ringen. Dabei spielt auch der Luftdruckfall oder – anstieg beim Durchzug der Front eine wichtige Rolle – obwohl der Luftdruck zu den Wetterelementen gehört, für die wir kein Sinnesorgan haben.

Ein radikaler Wetterumschwung gefährdet besonders

- *Herz-Kreislauf-Kranke*
- *Asthmatiker*
- *Rheumatiker*
- *Menschen mit Hormonstörungen*
- *Seelisch Kranke*
- *Frisch Operierte*

Antenne für Schwingungen

Es gibt Hinweise, dass der Körper eine Art „Antenne“ für die Schwingungen des Luftdrucks hat. Diese Wellenbewegungen, die durch unterschiedliche Luftströmungen in Gang gesetzt werden, sind am Boden als winzige Druckschwankungen messbar. Just auf diese niederfrequenten Schwingungen reagieren feine Sensoren (so genannte Baro-Rezeptoren), die hauptsächlich in Gefäßen der Halsschlagader den Blutdruck und die Herzfrequenz regeln. Vermutet wird, dass die Vibrationen einen „Baro-Reflex“ auslösen,

der über das verlängerte Rückenmark bis in die Großhirnrinde eindringt. Konzentrationsschwäche, schlechter Schlaf oder gedrückte Stimmung aufgrund von Wetterreizen ließen sich so erklären.
Eine weitere Überlegung ist, dass bei niedrigem Luftdruck der Sauerstoffgehalt der Luft geringer ist. Dadurch fällt das Atmen schwerer. Um dem Organismus den notwendigen Sauerstoff zuzuführen, muss das Herz schwerer arbeiten.
Das kann ein gesundes Herz ohne weiteres leisten, ein krankes ist jedoch oftmals zu stark belastet. Wenn sich zudem der Luftdruck sehr schnell ändert, bleibt keine Zeit, uns daran anzupassen und unser gesamter Organismus gerät durcheinander. Besonders arg trifft ein plötzlicher Wetterumschwung die sensiblen Naturen unter uns, wenn das Wetter zuvor einige Tage lang stabil war.

Vorfühligkeit – Schmerzhafte Ahnungen

Wie empfindlich Wetterfühlige auf den Wetterwechsel reagieren, ist von Mensch zu Mensch verschieden. Manche sind so sensibel, dass sie schon „in den Knochen" zu spüren, bevor sich ein Wetterumschwung überhaupt einstellt. Diese „Vorfühligen" leiden nicht selten an einer chronischen (also häufig wiederkehrende) Krankheit.

Zu den „Wetterpropheten" gehören viele Rheumatiker, die plötzlich von reißenden, ziehenden Schmerzen geplagt werden. (Das weit verbreitete Leiden „Rheuma" ist keine einheitliche Erkrankung. Unter den medizinischen Begriff fallen verschiedene Krankheitsbilder. Im allgemeinen bezeichnet man mit Rheumatismus eine Entzündung des Bindegewebes, die sich durch Schmerzen oder Steifheit der Gelenke, Muskeln oder Sehnen äußert. Meist treten die Schmerzen unregelmäßig auf.)

Doch nicht nur Rheumatiker fühlen den heran nahenden Wetterwechsel, davon betroffen sind auch Menschen, bei denen sich Wundnarben, Knochenbrüche und andere längst verheilte Verletzungen durch Jucken, Brennen oder Schmerzen unangenehm bemerkbar machen.

Manche Vorfühlige empfinden den Schmerz sogar in einem Körperteil, der gar nicht mehr vorhanden ist, zum Beispiel in einer amputierten Hand oder einem Bein. Dieser „Phantomschmerz" wird durch eine Reizung der noch intakten Nervenenden im verbliebenen Körperteil ausgelöst. Das Gehirn projiziert die Empfindung auf das fehlende Glied, so dass der Betroffene dort tatsächlich einen realen Juckreiz oder Schmerz spürt.

Medizinmeteorologen haben eine recht einleuchtende Erklärung dafür, weshalb Vorfühlige die scheinbar geheimnisvolle Gabe haben, den Wetterumschwung voraussagen zu können. Da sich die Luftmassen nicht miteinander vermischen, sondern die „ortsansässige" von der „zugereisten" sozusagen vertrieben wird, spürt der überempfindlicher Organismus schon frühzeitig die allerfeinsten atmosphärischen Störungen, so etwa auch die vorauseilenden elektromagnetischen Wellen, die „Sferics", die bei dieser Auseinandersetzung entstehen.

Kaum einer bleibt von den Wetterlaunen verschont

Ein gesunder, normal konstituierter Organismus reagiert etwas langsamer auf den radikalen Umschwung, aber auch er bleibt nicht davon verschont. Das Erstaunliche ist, dass sich praktisch bei jedem Frontdurchgang und manchmal auch noch kurz danach, bei wetterfühligen Menschen die typischen unbestimmten Missempfindungen bemerkbar machen:

Sie fühlen sich erschöpft, sind nicht gut drauf, die Arbeit macht ihnen keinen Spaß, es passieren ihnen mehr Fehler als sonst. Manche haben leichte Kopfschmerzen, es fällt ihnen schwer, einen klaren Gedanken zu fassen, sie sind gereizt und schlafen nachts nicht gut. Andere leiden unter Flimmern vor den Augen, Schwindelattacken, Schweißausbrüchen oder Schüttelfrost. Keinen Deut besser geht es jenen, die zu migräneartigen Kopfschmerzen oder depressiven Verstimmungen neigen.

„Meteotrope Krankheiten“

Das sind einige der häufigsten Krankheiten (von A – Z), die von meteorologischen oder klimatischen Reizen beeinflusst werden: Allergien, Angina pectoris (Herzbeklemmung), Asthma, Atemwegserkrankungen, Blinddarmentzündungen, Bluthochdruck Bronchitis, Embolien, Epilepsie, Erkältungen, Gallen leiden, Grippe, Herz- und Kreislauferkrankungen, Herzinfarkte, Heufieber, Hexenschuss, Ischias, Krämpfe, Lungenentzündungen, Magenerkrankungen, Migräne, Multiple Sklerose, Nervenentzündungen, niedriger Blutdruck, Nierenerkrankungen, Rheuma, Scharlach, Schilddrüsenüberfunktionen, Schlaganfälle, Zuckerkrankheit (Diabetes mellitus).
Das Wettergeschehen ist nicht der eigentliche Ursache für die jeweilige Erkrankung, sondern nur der Auslöser für die meteotrope Reaktion.

Wer Herz- und Kreislauf-Störungen hat, muss in dieser unruhigen Zeit langsam treten. Oft bleibt ihnen schon bei der geringsten Anstrengung die Luft weg. Mediziner haben beobachtet, dass sich die Krankheitsfälle bei jähem Wetterwechsel häufen. In den Kliniken und Arztpraxen registrieren die Heilkundler deutlich mehr

Patienten mit schlechtem Allgemeinbefinden. Es erkranken mehr Leute an entzündlichen fieberhaften Infekten. Es fällt zum Beispiel auf, dass im Winter mehr Grippe- und Erkältungskrankheiten auftreten, nachdem die Temperaturen plötzlich angestiegen sind. Umgekehrt führt der Einbruch von polarer Kälte häufig zu Atemwegsentzündungen.

Ebenso fallen seltene Erkrankungen, wie der Grüne Star (Glaukom) gewöhnlich in die Phase von Frontendurchgängen, wenn sich im Winter die Luft überraschend erwärmt oder im Sommer jäh abkühlt. (Der graue Star ist eine Augenkrankheit, bei der der erhöhte Druck im Auge unerträgliche Schmerzen im Auge und Kopf auslöst und schlimmstenfalls das Sehvermögen kosten kann.)

Auch Kranke mit Gehirnschäden oder Kopfverletzungen bleiben von den Wetterlaunen nicht verschont. Ebenso wenig wie diejenigen, die gelegentlich zu Krämpfen neigen und mit schmerzhaften Verspannungen der Skelettmuskulatur zu tun haben, beispielsweise der Nacken-, Schulter- und Wadenmuskeln.
In den Krankenhäusern weiß man längst, dass sich zu bestimmten Zeiten die Komplikationen nach Operationen häufen. Es kommt vermehrt zu Blutungen und Herzembolien. Die Mediziner führen das auf die veränderte Mischung der Körpersäfte, hier vor allem auf die Koagulation des Blutes zurück. Denn die Blutfaserstoffe lösen sich, wie schon erwähnt, beim Durchgang einer Kaltfront schneller auf.

Manchmal erleben die Anästhesisten auch, dass die Patienten nach der Narkose in einen Zustand krankhafter Erregung geraten. Bereits in den dreißiger Jahren gab es breit angelegte Untersuchungen, die nachweisen konnten, dass Operationen bei Wetterwechsel eine schlechtere Prognose haben.

Nach diesen Erhebungen kam es bei neunzig Prozent der Patienten, die bei Wetterwechsel operiert wurden, zu Komplikationen. Bei ruhigem Wetter war hingegen nur jeder zehnte operierte betroffen. Sechzig Prozent der Komplikationen traten auf, wenn eine Kaltfront im Anmarsch war, während dreißig Prozent Probleme beim Anrücken einer Warmfront hatten.

Operationen, so die einsichtige Folgerung, sollten zu Zeiten eines Wetterwechsels tunlichst vermieden werden. Wenn das bei einem eiligen Eingriff nicht möglich ist, sollte besondere Sicherheitsvorkehrungen getroffen werden, damit es nicht zu postoperativen Komplikationen kommt.
Schon der griechische Arzt Hippokrates warnte vierhundert Jahre vor Christi Geburt: „Man sei besonders auf der Hut vor Wetterwechseln und vermeide während dieser Zeit den Aderlass, das Ausbrennen und die Anwendung des Messers“.

Warme oder kalte Fronten: Was ist besser zu verkraften?

Die Medizinmeteorologen haben in jahrelanger Forschungsarbeit festgestellt, dass manche Wetterfühlige eher auf den Durchzug einer kalten Front, andere mehr auf den einer warmen reagieren. Hierbei geht es wohlgemerkt nicht um warmes und kaltes Wetter schlechthin, sondern um das jeweilige Zusammenspiel der meteorologischen Kräfte, die eine Warm- oder Kaltfront bilden:
Luftdruck, Lufttemperatur, Luftfeuchte, Luftdichte und Luftströmung. Wissenschaftler haben ausgerechnet, dass bei Durchzug einer **Warmfront** – wenn es also in der warmen Jahreszeit aus einer dichten Wolkendecke Bindfäden regnet, oder wenn im Winter leichter Schnee fällt – mehr Menschen als sonst sterben, zumeist an Kreislaufversagen. Die Luft ist nicht mehr so gut mit Sau-

erstoff versorgt, deshalb häufen sich Herzanfälle und Herzinfarkte. Ferner gehen Schlaganfälle, Blinddarmreizungen, Thrombosen, Embolien auf das Konto der plötzlichen Lufterwärmung. Dabei ist das Warmfrontwetter beileibe nicht nur für die vegetativ labilen und kranken Menschen problematisch. Selbst bei durchtrainierten Spitzensportlern ist nachweislich die Leistung heruntergeschraubt.

Andererseits gibt es wetterreagierende Menschen, die vor dem Durchzug einer Warmfront buchstäblich Bäume ausreißen könnten. Bei ihnen nehmen die motorische Aktivität und der Blutdruck zu. Allerdings ist damit auch häufig eine innere Unruhe verbunden, die unangenehm empfunden wird.
Ansonsten aber ist eher zu erwarten, dass die meisten Wetterfühligen bei Durchzug der **Kaltfront** aktiv werden – wenn sich dicke Wolken am Himmel auftürmen, ein stürmischer Wind bläst und es schauerartig regnet oder schneit. Was freilich auch seine negativen Seiten hat: Wer bei normalem Wetter schon schnell auf hundertachtzig ist, ist nunmehr sehr unruhig, erregt und hat enorme Schlafprobleme.

Gefährdet sind insbesondere Menschen mit zu hohem Blutdruck. Denn erwiesen ist, dass es unter Einfluss einer Kaltfront häufiger als sonst zu Herzinfarkten und Schlaganfällen kommt. Etliche Beschwerden, die bei einer rascher Lufterwärmung auftreten, stellen sich auch bei plötzlich sinkenden Temperaturen ein, so etwa Herzanfälle wie Angina Pectoris, Krämpfe und Koliken, Asthma bronchiale, Embolien und nicht zuletzt Glaukomanfälle.

Die meisten Missempfindungen, die beim Frontendurchgang auftreten, von Kopfschmerz, Depressionen über Herz- und Kreislaufstörungen bis hin zu fieberhaften Infekten, klingen spätestens dann ab, wenn sich das Wetter nach dem Durchzug des Tiefs wieder beruhigt. Schließt sich ein stabiles Hoch an, das keine sonderliche Luftbewegung und zu große Hitze mit sich bringt, geht es den Wetterfühligen am besten. Das wohl einzige Handicap ist bei diesem windschwachen Hoch, dass sich bei einer Klimatherapie womöglich die Genesungszeit länger hinzieht, weil die notwendigen Wetterreize fehlen, die für den gesunden Organismus unentbehrlich sind.

Sorgt für mancherlei Unbill: Der berüchtigte Föhn

Mitten im November bläst plötzlich ein kräftiger warmer Wind übers Land. Die Temperaturen klettern auf frühlingshafte zwanzig Grad. Der Himmel ist herrlich blau, die Luft ist klar und durchsichtig, man sieht kilometerweit: Der Föhn ist die Alpentäler vorgedrungen. Dieser warme und trockene Fallwind steht weithin in dem Ruf, für so manches körperliche und seelische Unbehagen verantwortlich zu sein.

Wobei die Reaktionen, die man dem berüchtigten Föhn anlastet, in etwa auch auf die Wetterfühligkeit ganz allgemein zutreffen: Die einen fühlen sich matt, erschöpft, müde, apathisch, unkonzentriert oder auch deprimiert.
Andere sind ruhelos und reizbar, schlafen schlecht, bekommen Migräneattacken, Anfälle von Übelkeit, Herzklopfen, Herzschmerzen, Narben- und Stumpfschmerzen, Atemnot, Sehstörungen, entzündete Schleimhäute oder Blasen- und Darmbeschwerden.
Bei manchen überwiegen die Angstzustände und Herzrhythmusstörungen. Auch zu Schlaganfällen soll es bei Föhn häufiger als sonst kommen. Außerdem sollen Unfälle und Selbstmorde nachweislich auf sein Konto gehen.

Der böige, mitunter stürmische Wind spielt vor allem den Menschen in bayerischen und alpenländischen Regionen oft übel mit. Dabei ist der Föhn (das Wort leitet sich aus dem lateinischen „Favonius“ ab = mild, lau) aber keineswegs auf das Alpenmassiv beschränkt, föhnartige Winde gibt es auch in unseren Mittelgebirgen. Dort blasen sie allerdings weniger kräftig als über und hinter den hohen Alpenkämmen.

Die trockenen, warmen Winde sind in vielen Gegenden der Welt gefürchtet. Den Italienern bringt der **Schirokko** den „Koller“, den Spaniern der **Leveche**. Die Ägypter plagt der **Chamsin**, die Argentinier der **Zonda**. In der nordafrikanischen Wüste ist es der heiße **Samum**. In Hinblick auf seine gesundheitlichen Auswirkungen haben wohl der turbulente **Vent du Midi**, der sich in Frankreich besonders in der Gegend von Lyon auswirkt, und sein Zwillingsbruder der alpenländische Föhn, die Mediziner und Meteorologen am meisten beschäftigt.

Wie der warme Fallwind entsteht

Wenn feuchtwarme Luftmassen den Alpenabhang hinaufströmen kondensiert Wasserdampf und verwandelt sich in Regen oder Schnee. Je mehr Feuchtigkeit die Luft vor dem Gebirgskamm zurückgelassen hat, desto wärmer sinkt sie auf der anderen Seite talwärts. Typisch für diese Wetterlage ist die „Föhnmauer“, gemeint sind damit aufgetürmte Wolken, die von Norden aus gesehen, wie eine mächtige Wand vor dem Gipfel stehen. Sie lösen sich über dem Kamm auf und gehen in eine lockere Schichtbewölkung über.

Charakteristisch ist der tiefblaue Himmel mit silbern glänzenden Wolken, die von Meteorologen ihrer Form wegen als „Föhnfische“ bezeichnet werden. Die Fernsicht ist bei tiefblauem Himmel außerordentlich gut. Zweihundert Kilometer weit entfernte Berge scheinen näher zu rücken. Die Nächte sind sternenklar. An der windzugewandten Seite des Gebirges ist hingegen alles grau in grau, es herrscht trübes, regnerisches Wetter, nicht selten tobt sogar ein Schneesturm in den Bergen. Nur wenn es ausnahmsweise beim Aufsteigen der Luftmassen mal nicht geregnet hat, ist die gesamte Alpenregion in Wolken gehüllt.

Den Föhn gibt es aber hier wie da: Wenn der Wind aus Norden heranzieht, fällt er auf der Alpensüdseite ab, rückt er aus Süden an, bläst der Föhn auf der Alpennordseite – was bei unserem Klima freilich sehr viel häufiger vorkommt. Für die Bewohner der Föhngebiete bedeutet das, dass sie an gut 35 Tagen im Jahr, vorwiegend im März, April sowie Oktober und November, einem Föhneinfluss ausgesetzt sind.

Auch wenn manche Leute außerhalb der Region jede wärmere Brise als „Föhn“ ansehen: Der „echte“ Alpen-Föhn, der also von den hohen Bergen herunter bis in die Talgründe weht, ist nur an wenigen Tagen im Jahr spürbar. In München ist das nach den Aufzeichnungen der Meteorologen gerademal an fünf Prozent aller Jahrestage der Fall. Weiter nördlich ist noch seltener etwas davon zu merken. Lediglich das „Vorföhnstadium“, wenn der Föhn noch nicht bis zum Talboden vorgedrungen ist, kommt bis zu den Niederungen der Donau etwas häufiger vor.

Normalerweise hält der Föhn, der einige Stunden bis zu sechs Tagen dauern kann, während dieser Zeit eine Tiefdruckwetterlage von Süddeutschland fern, bis sich schließlich die Kaltluft durchsetzt. Nur wenn ein anhaltend warmes Wetter von Süden über die Alpen wandert, wird der Föhnmechanismus noch verstärkt.

Doch wie dieser Mechanismus eigentlich zustande kommt, ist längst nicht restlos geklärt. So haben Wissenschaftler zum Beispiel noch nicht herausfinden können, warum die warme Luft überhaupt an der windabgewandten Seite des Gebirges abfällt. Und warum sie die in der Tälern liegende kältere, also schwerere Luft, verdrängt. Warum fließt sie nicht einfach über der Bodenkaltluft nach Norden? Wenngleich es dem Föhn manchmal tatsächlich nicht gelingt, am Boden Fuß zu fassen. Er bläst dann in großer Höhe über ein ruhendes Kaltluftpolster hinweg. Dieser **Höhenföhn** soll noch stärker als der in die Niederungen vorgestoßene Fallwind auf den menschenlichen Organismus einwirken.

Der Föhn streckt seine Fühler aus

Doch nicht nur die rein physikalischen Phänomene geben uns einige Rätsel auf, auch auf die Frage, warum der warme Fallwind die Menschen so aus dem Gleichgewicht bringt, haben die Fachleute trotz jahrelanger intensiver Forschung noch keine erhellende Antwort gefunden. Unerklärlich ist zum Beispiel, warum der Föhn nicht nur bei den Menschen in den Tälern nördlich des Alpenhauptkammes krankhafte Reaktionen auslöst, sondern offenbar auch nach München und Zürich seine Fühler ausstreckt. Wetterempfindliche Menschen bekommt er selbst in geschlossenen vollklimatisierten Räumen zu fassen.

Manche Föhnforscher meinen, dass die erstaunliche Fernwirkung mit ionisierenden Strahlen zusammenhängen könne, auf die sich der Körper entsprechend einstellt. Andere sind überzeugt, dass einfach das Nervensystem bei manchen Leuten besonders anfällig für warme, trockene Winde ist. Bislang sind aber alle mühsamen Versuche gescheitert, die Föhnwirkungen auf einzelne Faktoren wie Feuchtigkeit, elektrische Erscheinungen oder schädliche Gase in der Atmosphäre zurückzuführen. Inzwischen geht man allgemein in der Medizinmeteorologie davon aus, dass der schnelle Temperaturanstieg, der Luftdruck und die schwankende Luftfeuchtigkeit insgesamt dem menschlichen Organismus in irgendeiner Weise beeinflussen.

Und das muss durchaus nicht immer mit Schmerz und Trübsal einhergehen. Denn es gibt auch eine Art **Föhnrausch**: Wer ihm erlegen ist, gerät in geradezu euphorische Hochstimmung, ist glänzender Laune, begeisterungsfähig und voller Tatendrang. Doch diese erfreuliche Erscheinung ist nichts weiter als eine überschießende Reaktion des Organismus, der mit aller Anstrengung versucht, mit dem Föhnstress fertig zu werden – indem er die Nebennieren anregt, vermehrt Adrenalin auszuschütten.

Dieses Notfallhormon bewirkt bei plötzlichen, außergewöhnlichen Anforderungen, dass sich die Leistungsfähigkeit des Organismus vorübergehend steigert. Es erhöht den Blutdruck, beschleunigt den Puls, kurbelt den Stoffwechsel an – und löst bei Föhn vermutlich im Gehirn den rauschartigen Zustand aus.
Das geht aber nur eine gewisse Zeit lang gut. Nach und nach erschöpft sich die Alarmreaktion bis schließlich die Nebennieren mit der Adrenalinproduktion überfordert sind. Der Mensch ist ermattet. Solche ein Adrenalinmangel kann unter anderem auch depressiven Verstimmungen auslösen.

Das Paradoxe am Föhn ist jedoch, dass Wetterfühlige sich offenbar nicht an ihn gewöhnen können. Während sich der Organismus bei anderen belastende Wetterlagen allmählich akklimatisieren kann, ist beim Föhn genau das Gegenteil der Fall. So haben Menschen, die in Föhngebiete gezogen sind, anfangs keinerlei Probleme mit dem Alpenwind. Doch schon nach ein, zwei Jahren können auch sie sich in die Riege der Föhnleidenden einreihen. Denn jetzt scheint auch bei ihnen die ausgleichende Hormonproduktion allmählich zu erlahmen. Und wie die meisten wetterfühligen Menschen, die bereits längere Zeit in der Föhnregion leben, beschert der warme Fallwind ihnen die schon erwähnten unangenehmen Missempfindungen.

Viele fühlen schon, wenn sich Föhn ankündigt. Oft sind ihre gesundheitlichen Beschwerden dann am ärgsten, bevor die Luftströmung das Tal erreicht. Sobald der Föhn zum Boden durchstößt und somit Temperatur und Luftfeuchtigkeit steigen, geht es ihnen sofort oder binnen weniger Stunden wieder besser.

Gibt es typische Föhnbeschwerden?

Obwohl die genannten körperlichen und seelischen Missempfindungen allenthalben dem Föhn zugeordnet werden, gibt es, wie schon gesagt, keine typischen Föhnbeschwerden. Die meisten dieser Befindensstörungen oder krankhaften Reaktionen treten auch bei anderen Wetterlagen auf, so etwa bei kalter Luft, bei schwülwarmer Witterung oder bevor ein Gewitter aufzieht.
Auch im Flachland können föhnartige Winde gesundheitliche Störungen hervorrufen, die aber meist sehr viel milder verlaufen. Auch hier wirkt sich erstaunlicherweise zumeist das Vorstadium der Wetter-Erscheinungen auf Organismus und Nervensystem aus und nicht der eigentliche Durchbruch.

Wetterakkord – Vom Zusammenspiel der atmosphärischen Kräfte

Die Medizinmeteorologen sind zu der Überzeugung gelangt, dass nicht ein einziger „biotroper“ (= auf das Leben wirkender) Faktor als Schurke dingfest gemacht werden kann, sondern dass die unterschiedlichen Wetterelemente gemeinsame Sache machen. Das komplexe Zusammenspiel der Kräfte im atmosphärischen Geschehen erzeugt demnach eine „Akkordwirkung“. Wobei im wesentlichen Wärme, Kälte, Luftfeuchtigkeit, Luftdruck, ultraviolette Strahlen, Schwebeteilchen und Schadstoffe in der Luft, Ozon, Ionen und Spherics mehr oder weniger stark beteiligt sind.

Wie sich Wetterlagen auf die Gesundheit auswirken

Um genauer vorhersagen zu können, welche Beschwerden bei bestimmten Wetterlagen gehäuft auftreten, haben Meteorologen den üblichen mitteleuropäischen Wetterablauf in Phasen unterteilt. Es gibt verschiedene Modelle, ein besonders eingängiges soll hier zeigen, wie unterschiedlich sich Wettersituationen auf unsere Gesundheit auswirken können:

Erste Phase: Angenehmes Schönwetter
Die Sonne scheint, der Himmel ist wolkenlos oder nur leicht bewölkt, es ist trocken, aber eher kühl. Nachts wird es im Allgemeinen ziemlich kalt. Ein Hoch mit Polarluft ist für dieses Wetter bestimmend, das Stunden bis viele Tage andauern kann. Solch ein kühles aber stabiles Hochdruckwetter, bei dem sich die Luftmassen kaum bewegen (Advektion) wirkt auf den menschlichen Orga-

nismus erfrischend und belebend. Die Reaktionsbereitschaft und Blutdruck sind leicht gesteigert.

Zweite Phase: Gesteigertes Schönwetter
Das Hoch bewegt sich allmählich weiter. Es bleibt klar und trocken, am Himmel können sich vereinzelt Schönwetterwolken zeigen. Tagsüber sind die Temperaturen angenehm warm. Es gibt leichte Luftbewegungen, die kein Schwülegefühl aufkommen lassen. In der Ferne nähert sich ein Tief, von dem allerdings noch nichts zu erkennen ist.

Auch dieses Hochdruckwetter, bei dem die Temperaturen nur langsam ansteigen und die Luftfeuchtigkeit zumeist abnimmt, empfindet der Mensch als angenehm. Er fühlt sich außerordentlich leistungsfähig, ist arbeitsfreudig, aufmerksam und schläft gut. Bei dieser Schönwetterlage gibt es weniger Todesfälle und weniger Unfälle im Verkehr.

Dritte Phase: Übersteigertes Schönwetter
Es ist warm und extrem trocken. Anfangs strahlt die Sonne, am Horizont ziehen aber bereits zarte Federwölkchen auf. Der Wetterumschlag kündigt sich an. In der hohen Troposphäre, also in 9000 bis 12000 Meter Höhe, rücken die Vorboten des Tiefs zusehends näher. Der Luftdruck fällt, im Alpenvorland setzt der Föhn, ein warmer Fallwind, mit geringer Luftfeuchtigkeit ein. Die Föhnwellen ziehen in abgewandelter Form bis nach Norddeutschland.

Diese Übergangsphase kann unterschiedlich lang andauern und wird von den meisten Menschen als unangenehm warm empfunden. Sie fühlen sich unwohl, reizbar, sind seelisch verstimmt und schlafen schlecht. Viele Wetterfühlige leiden unter Kopfschmerzen, Migräne oder Herz-Kreislauf- sowie Verdauungsbeschwerden. Koliken aller Art, Thrombosen (= es bilden sich haftende

Blutpfropfen in den Gefäßen) Embolien (es kommt zum plötzlichen Verschluss eines Blutgefäßes), Schlaganfälle häufen sich bei diesem „übersteigerten Schönwetter“. Die Konzentration lässt offenbar so stark nach, dass es dadurch vermehrt zu Unfällen kommt. Und nicht zuletzt steigt bei dieser Wetterlage auch die Selbstmordrate an. „Vorfühlige“ Menschen spüren bereits jetzt den bevorstehenden Wetterumschlag:

Vierte Phase: Aufkommender Wetterumschlag
Die Luft wird zunehmend heiß und feucht. Das Barometer fällt steil ab. Der Föhn zieht sich in die inneren Alptäler zurück. Während das Tief mehr und mehr an Land gewinnt, verdichtet sich die Bewölkung zu einer geschlossenen Decke, es trübt sich ein. Dieses schwüle, drückende Wetter setzt dem menschlichen Organismus arg zu. Denn er muss sich diesen Warmlufteinbrüchen besonders stark anpassen.

Solch ein „Wetterstress“ führt bei vielen Menschen dazu, dass sie sich abgeschlafft, abgespannt und unlustig fühlen. Manche reagieren, wie bei einer Kaltfront übrigens auch, übernervös und aggressiv. Kreislaufstörungen, Kopfschmerzen, erniedrigter Blutdruck und verminderte Spannung von Muskeln und Gewebe sind gerade bei hochsommerlicher Witterung an der Tagesordnung. Es hat sich herausgestellt, dass bei heißem Wetter mehr Menschen als sonst einen Herzinfarkt erleiden.

Allerdings: Sobald die Temperatur mehrere Tage lang die Rekordmarke auf der Quecksilbersäule erreicht, pendelt sich die Zahl der Herzinfarkte auf einen Mittelwert ein. Das bestätigt unter anderem die Erfahrung vieler Wetterfühliger, die in erster Linie den Witterungsumschwung als besonders belastend erleben.

Fünfte Phase: Vollzogener Wetterumschlag
Ein Tief zieht über uns hinweg, mit frischem Wind, kalter Luft, Regenschauern und manchmal auch Gewittern. Im Sommer gehen die Temperaturen zurück, die Luftfeuchtigkeit steigt. Im Winter hat das Tief hingegen mildere Meeresluft im Schlepptau. Während die feuchte Luft und die bohrende Kälte von manchen Wetterfühligen noch sehr unangenehm empfunden werden, sind andere in dieser fünften Phase bereits beschwerdefrei.

Sechste Phase: Allgemeine Wetterberuhigung
Der Himmel reißt auf, der Regen lässt nach, es ist kühl und trocken, die Sonne setzt sich allmählich durch. Es wird zusehends freundlicher, das Barometer steigt. Diese Wetterlage kann sich besonders im Herbst, über Tage und Wochen hinziehen. Diese Witterung, die wiederum die erste Schönwetterphase einleitet, ist eher stimmungshebend und für wetterfühlige Menschen kaum noch belastend. Nur bei einigen sind rheumatische Schmerzen, Nieren- und Gallenkoliken möglich.

Welche Schlüsse lässt das zu?

In der ersten und zweiten Wetterphase fühlen wir uns am wohlsten. Das sommerliche Hoch hat einen günstigen Einfluss auf unsere Gesundheit. Es kann nur im Winter gefährlich werden, wenn sich nur wenige hundert Meter über dem Boden der Hochnebel wie eine Decke ausbreitet. Die niedrigen Schichtwolken schneiden uns manchmal tagelang von jedem Sonnenstrahl ab und führen dazu, dass sich die Luft, wie unter einer Dunstglocke mit Schadstoffen anreichert. Welche Gesundheitsgefahren damit verbunden sind, und wie wir uns davor schützen können, das werden wir uns im Kapitel „So machen wir uns Luft“ noch genauer ansehen.

(K)ein Wetter wie im Bilderbuch

Solche einfachen Modelle, wie das hier gezeigte, haben den unübersehbaren Nachteil, dass sie völlig außen vor lassen, wie intensiv sich die jeweilige Wetterlage gestaltet. So ist einleuchtend, dass es nicht dasselbe ist, ob uns eine Warmfront im Sommer oder im Winter heimsucht. Da unser Organismus zudem nicht alle Tage gleich auf die Klimareize reagiert, schließlich hängt seine Reaktionslage von sehr vielen Faktoren ab, sind derart simple Idealklassifikationen für die moderne Medizinmeteorologie keine brauchbaren Orientierungshilfen.
Die Wetterfrösche vom Dienst stützen sich auf ausgeklügeltere Modelle, bei denen räumliche und zeitliche Wettererscheinungen objektiv zu erfassen und wesentlich besser abzugrenzen sind. Ein Blick auf die Bio-Wetterkarte im Internet, der Zeitung oder im Fernsehen, oder auch die Informationen via Rundfunk oder per Telefonansage direkt vom Wetteramt helfen den Betroffenen, sich im Alltag auf die wechselnden Wetterlagen einzustellen.

Was unsere Sinne merklich „affiziert"

Das Wetter hat einen globalen Einfluss, war schon der Naturwissenschaftler Alexander von Humboldt überzeugt (1769 bis 1859). Nach seiner Vorstellung umfasst das Klima alle Veränderungen der Atmosphäre, „die unsere Sinne merklich affizieren, nämlich Temperatur, Feuchtigkeit, Veränderungen des barometrischen Luftdrucks, Wind, die Größe der elektrischen Spannung, die Reinheit der Atmosphäre oder die Vermengung mit mehr oder minder schädlichen gasförmigen Exhalationen, endlich der Grad habitueller Durchsichtigkeit und Heiterkeit des Himmels, die nicht bloß wichtig sind für die vermehrte Wärmeeinstrahlung des Bodens, die organische Entwicklung der Gewächse und die Reifung der Früchte, sondern für die Gefühle und die ganze Seelenstimmung des Menschen".

Wohlfühlen bei jedem Wetter

Auch wenn gegen Wetterfühligkeit kein Kraut gewachsen ist und es auch nicht die Super-Arznei gibt, mit der sich die unterschiedlichsten Missempfindungen mit einem Schlag beseitigen lassen – wir haben heute ganz andere fabelhafte Möglichkeiten, um mit dem Wetterstress auf Dauer fertig zu werden.

So helfen Sie sich selbst am besten

Die allerwichtigste „Selbsthilfemaßnahme“ zuerst: Sie müssen Ihren gesamten Organismus so trainieren, dass er künftig mühelos auf die Launen des Wetters reagieren kann. Damit ist nicht gemeint, dass Sie sich nunmehr verbissen zu sportlichen Höchstleistungen antreiben oder Ihre Muskeln mit schweißtreibenden Gerätschaften traktieren. Es ist viel einfacher als das.

Sie müssen nichts weiter tun, als Ihren zivilisationsgeschädigten Körper abzuhärten – indem Sie sich seltener in überheizten Räumen aufhalten und stattdessen so oft wie möglich, bei wirklich jedem Wetter an die frische Luft gehen. Um sich richtig fit zu machen (und sich bei guter Laune zu halten), brauchen Sie natürlich auch eine ausgewogene Ernährung, die alle lebenswichtigen Stoffe enthält, die unser Organismus dringend benötigt, damit er sich

den wechselnden Umwelt- und Wetter verhältnissen problemlos anpassen kann. Und nicht zuletzt muss auch die innere Einstellung stimmen, damit die Harmonie zwischen Körper, Geist und Seele wieder hergestellt wird. Wer damit anfangs Schwierigkeiten hat: Auch das lässt sich trainieren – zum Beispiel mit Selbstentspannungstechniken wie Yoga oder Autogenem Training.
In diesem Kapitel stellen wir Ihnen die wichtigsten Mittel und Wege vor, mit denen Sie trotz der Wetterunbilden gesund und fit bleiben. Außerdem erfahren Sie, welche bewährten Strategien es gibt, um gegen „wettertypische" Befindensstörungen wie Kopfschmerzen, Migräne und Nervosität, wie bei plötzlichen Schmerzattacken, Müdigkeit und schlechtem Schlaf oder auch bei depressiven Verstimmungen gewappnet zu sein.

Bewegen Sie sich mit Freude und Ausdauer

Zunächst einmal heißt es, raus an die frische Luft, um sich so richtig „wetterfest" zu machen. Regelmäßige flotte Spaziergänge, Gartenarbeit, Gymnastik oder Ausdauersport im Freien sind hierfür geradezu ideal.
Wenn Sie über längere Zeit überhaupt nicht körperlich aktiv waren, ist es das gesündeste, wenn Sie Wandern, Laufen, Radfahren oder Schwimmen. Diese Art von Freizeitsport regt den müden Stoffwechsel und die Atmung an, und hält Herz und Kreislauf in Schwung. Und ganz nebenbei steigert er auch noch die Lebensfreude und verscheucht trübe Gedanken. Denn die intensive Bewegung veranlasst den Körper vermehrt Endorphine zu bilden. Das sind körpereigene Schmerzstiller, die ähnlich wie Opiate, stimmungsaufhellend wirken. Außerdem vermeiden Sie durch die ausdauernden Bewegungsabläufe am ehesten, sich zu überlasten. Denn das Pensum der kör perlichen Anstrengung können Sie ganz nach Lust und Laune dosieren.

Treten Sie in die Pedale

Das Radeln ist zum Beispiel so ein ideales Fitnesstraining. Eigentlich ist es die bequemste Art, sich gesund zu halten, denn man bewegt sich praktisch im Sitzen, trotzdem werden fast alle Muskeln gleichmäßig belastet. Weil es Wirbelsäule und Gelenke schont, ist es auch für Menschen, die ein paar Pfunde zuviel mit sich herumschleppen, besonders gut geeignet.

Wenn Sie regelmäßig in die Pedale treten, kräftigt und trainiert das Herz, Lunge, Kreislauf, Verdauungsorgane und es strafft die Muskulatur. Ausgiebiges Radeln wirkt wie eine angenehme Sauerstoffdusche. Der gesamte Organismus und das Gehirn werden besser mit Sauerstoff und Nährstoffen versorgt. Außerdem verbessert das Radeln nicht nur die körperliche Fitness, es steigert ebenfalls das allgemeine Wohlbefinden.

Gehen Sie raus – mit oder ohne Stöcke

Wenn Sie sich zu Fuß in der freien Natur fortbewegen, trainieren Sie Herz und Kreislauf, fördern die Elastizität und Durchblutung der Muskeln. Auch Becken-, Gesäß- und Bauchmuskulatur erhalten eine sanfte Massage während des Gehens.
Es gibt kaum eine andere körperliche Betätigung, bei der Sie gleichzeitig alle Muskelgruppen über einen längere Zeit aktiv an der Bewegung beteiligen. Versuchen Sie beim Gehen ein zügiges, und dennoch angenehmes Tempo vorzulegen. Denn mit Gehen ist nicht Schlendern oder Bummeln gemeint, sondern eine flotte Gangart, bekannt als „Walking". Mit diesem Begriff will man Verwechslungen mit dem Leistungssport der Geher vermeiden. Beim Walking wird eben nicht im schnellen Entengang gewatschelt, sondern es handelt sich dabei erklärtermaßen um „ein forciertes

aufrechtes und bewusstes Gehen mit kräftiger Armbewegung". Dabei geht man kontinuierlich und rhythmisch, während ein Fuß stets den Bodenkontakt wahrt, schwingt der andere in Bewegungsrichtung nach vorn und trifft wieder auf den Boden. Die Arme werden dazu bewusst relativ eng am Körper geführt.
Diese Freizeitaktivität ist also ein bisschen mehr als nur Spazierengehen und nicht ganz so schweißtreibend wie Joggen. Sportmediziner empfehlen vor allem älteren und leistungsschwächeren Patienten regelmäßig zu „walken", um behutsam etwas für Herz und Kreislauf zu tun.

Wer lieber am Stock geht kann mit „Nordic Walking" seine Gelenke entlasten sowie Arme, Schultern und Brust trainieren. Das schwungvolle Gehen, bei dem ein Stock in jeder Hand im Rhythmus der Schritte – ähnlich wie beim Skilanglauf – auf den Boden gesetzt wird, verbraucht etwas mehr Sauerstoff als schlichtes Walken.

Schwimmen Sie ein paar Runden

Auch mit Schwimmen, dem schwerelosen Training im Wasser, können Sie Ihren Körper abhärten und die Abwehrkraft stärken. Schwimmen aktiviert das Herz, die Atmung und den Kreislauf. Es entlastet die Wirbelsäule, Gelenke und Bänder, und es kurbelt tüchtig den Stoffwechsel an. Und die Seele profitiert auch davon.

Das einfachste ist, Sie bauen Ihr kleines Abhärtungstraining fest in den Tagesplan ein. Für den Anfang genügen schon fünf bis zehn Minuten. Sie können sich dabei an der althergebrachten Empfehlung orientieren, die der Deutsche Sportbund und die Bundesärztekammer dereinst ausgegeben haben: Man sollte sich täglich

zehn Minuten „trimmen“, bis der Puls pro Minute mindestens 180 Schläge minus Lebensalter erreicht (bei einem Dreißigjährigen also 180 – 30 = 150 Schläge).
Die Pulsschlagzahl (Herzfrequenz) hängt aber nicht allein vom Alter ab. Sie kann individuell bis zu zwanzig Schläge noch oben oder unten von der Norm abweichen. Wie hoch die maximale Herzschlagfolge tatsächlich ist, kann der Arzt in einem Belastungstest leicht feststellen.

Gehen Sie behutsam vor

Achten Sie darauf, dass Sie sich bei ungünstiger Witterung nicht zu stark belasten. Das gilt besonders dann, wenn Sie gesundheitlich nicht gerade in Höchstform sind. Muten Sie sich also nicht zuviel zu. Richtige Bewegung kennt keinen Leistungsdruck. Daran sollten Sie vor allem denken, wenn Sie zu hohen Blutdruck haben.

Ganz locker bleiben

Um Herz-Kreislauf, Stoffwechseltätigkeit und das vegetative Nervensystem zu harmonisieren, sind fünf bis zehn Minuten Gymnastik das i-Tüpfelchen im täglichen Bewegungsprogramm. Dabei sollten möglichst im Freien oder am offenen Fenster in erster Linie die Bauch-, Rücken- und Fußmuskeln, sowie die großen Gelenke und Glieder bewegt werden. Gehen Sie es leicht und locker an, damit sich Ihre Muskeln und Sehnen nicht verkrampfen oder verspannen.

Halten Sie sich rundum fit

Ganz gleich aber, ob Sie einer Ausdauersportart den Vorzug geben oder lieber mit gymnastischen Übungen gegen ihre Wetterfühligkeit angehen, gut zu wissen ist: Um sich rundum fit zu halten, braucht man kein kompliziertes Sportprogramm zu absolvieren. Im Gegenteil: Richtige Bewegung fängt schon im Alltag an. Gehen Sie so oft wie möglich zu Fuß. Benutzen Sie öfter mal die Treppe und nicht den Aufzug, steigen Sie auf den Drahtesel und nicht in die Benzinkutsche. Räkeln, strecken und dehnen Sie Ihre Glieder, so oft Sie dazu Gelegenheit haben.
Das Wichtigste bei all dem ist, um es noch einmal zu sagen, sich so oft wie möglich an der frischen Luft aufzuhalten – obwohl oder weil man sich gerade schlecht fühlt.

Lassen Sie Ihre zweite Haut atmen

Bei dem unermüdlichen Kampf gegen den Wetterstress ist die Kleidung nicht ganz unwichtig. Denn einerseits dürfen wir uns die meteorologischen Reize nicht allzu sehr vom Leibe halten, damit der Organismus lernt, sich darauf einzustellen. Aber andererseits soll uns die zweite Haut ausreichend vor Regen und Kälte, Wind und Sonnenlicht schützen.
Manche Gewebe aus synthetischen Fasern nehmen weniger Wasser auf, das hat den Vorteil, dass sie schneller trocknen. Andererseits können sie weniger Schweiß aufsaugen, so dass die Haut feucht bleibt. Die Gefahr dabei: Die Feuchtigkeit kann sich in Hautfalten sammeln und eine ideale Brutstätte für Bakterien abgeben. Weitaus besser geeignet sind „atmungsaktive" Mikrofaserstoffe, die aus einer zweiflächigen Maschenware oder zweischichtigem Gewebe hergestellt ist. Dadurch entsteht ein Kapillareffekt: Der Körperschweiß steigt die Faser entlang und wandert nach außen.

Denn die Gewebeporen sind so winzig, dass Wasserdampfmoleküle zwar entweichen, aber Regentropfen nicht durchdringen können. Derartige Stoffe eigenen sich besonders bei regnerischem und windigem Wetter. Gummi- oder kunststoffbeschichtete Kleidung hält zwar auch Wind und Wasser ab, das allerdings in beide Richtungen: Die Körperfeuchtigkeit staut sich unter der isolierenden Regenhülle wie in einem Dampfbad.

Textilien aus natürlichen oder synthetischen Fasern?

Es wird immer wieder geraten, ausschließlich Naturfasern zu tragen. Die althergebrachte Empfehlung ist heute aber überaus kritisch zu sehen. Denn wie sich inzwischen herausgestellt hat, sind die gesundheitlichen Risiken nicht zu unterschätzen, denen wir durch die Herstellung von Naturfasern, wie beispielsweise Baumwolle, ausgesetzt sind. So können die bei der üblichen Baumwollzucht eingesetzten hochtoxischen und teilweise krebserregenden Substanzen bei der Weiterverarbeitung nicht restlos entfernt werden.

Aber auch in Hinblick auf die globale Umweltgefährdung ist es künftig kaum noch vertretbar, angesichts der rasanten Zunahme der Weltbevölkerung, fruchtbare Böden in bisher gewohnten Dimensionen für den Anbau von Baumwolle oder als Weidefläche für Schafe zur Wollgewinnung zu nutzen. Daher wird man immer mehr Textilien aus synthetischen Chemiefasern verwenden müssen. Ein modernes Werk kann davon täglich 150 Tonnen produzieren. Für die vergleichbare Menge an Wollfasern müssten zwölf Millionen Schafe herhalten, die eine Weidefläche in der Größe Nordrhein-Westfalens benötigen...

Naturfasern, wie Baumwolle, Wolle oder Leinen, wärmen nicht nur besser, sie saugen auch den Schweiß auf. Allerdings: Wenn sich dabei die Luftpolster in dem Gewebe stark mit Flüssigkeit füllen, können diese Stoffe so schwer werden, dass sie ihre Isolierfähigkeit verlieren. Vielleicht finden Sie ja auch unter den neuen synthetischen Superstoffen für jedes Wetter den richtigen heraus, in dem Sie sich rundum wohl fühlen.
Doch selbst wenn wir die ideale Bekleidung gefunden haben, kann sie eines niemals leisten: Vor Luftdruckschwankungen, die manchen von uns mächtig aufs Gemüt und die Glieder drücken, bietet auch die wetterfesteste Kluft keinen Schutz.

Machen Sie Ihre Kneipp-Kur zu Hause

Auf angenehm erfrischende Weise können Sie sich jederzeit in den eigenen vier Wänden abhärten: Mit den bewährten Wasseranwendungen die einst Sebastian Kneipp (er lebte von 1821 bis 1897) populär gemacht hat, und die von modernen Balneologen nach neuesten wissenschaftlichen Erkenntnissen weiter verfeinert wurden.
Der Pfarrer aus Wörishofen kannte mehr als hundert verschiedene Variationen der Wasseranwendung. Die Skala reicht von Waschungen, Wassertreten, Güssen, Druckstrahlmassagen über Packungen, Wickel, Heusäcken, Bädern bis hin zur Sauna.
Für den Hausgebrauch eignet sich hervorragend die „kleine Kneipp-Kur“ im Waschbecken oder in der Badewanne, um den Kreislauf anzuregen und den Körper vorbeugend gegen jede Art von Stress widerstandsfähiger zu machen. Sofern die Wetterbeschwerden Sie bereits heimgesucht haben, wirkt die natürliche Heilkraft des Wassers beruhigend, entspannend oder anregend – je nachdem, auf welche Weise, wie lange und zu welcher Tageszeit Sie das nasse Element nutzen.

Lassen Sie Wasser an Ihren Körper

Kneippen wirkt im wahrsten Sinn des Wortes ganzheitlich. Denn die äußeren Reize von kaltem und warmem Wasser beeinflussen sämtliche Körperfunktionen. Während Sie sich baden, duschen oder Ihre Gliedmaßen mit Wasser übergießen, reagieren die feinen Blutgefäße unter der Haut auf die thermischen Einflüsse, indem sie sich, vom vegetativen Nervensystem gesteuert, bei Kälte zusammenziehen und bei Wärme dehnen.

Die Temperatur- und Berührungs-Sensoren in der Haut sowie den tiefer gelegenen Schichten an den Grenzen zu den Muskeln leiten Impulse über die Nervenbahnen auch an innere Organe weiter, die bestimmten Hautsegmenten zugeordnet sind. Dieser Wirkmechanismus ist allerdings noch nicht restlos geklärt. Man hat festgestellt, dass die bessere Durchblutung eines Hautgebietes sich auch positiv auf das entsprechende Organ auswirkt. Wenn beispielsweise die Hände schön warm durchblutet sind, sollen auch das Herz, die Lungen und das Gehirn davon profitieren.
Fest steht, dass es durch die Wasseranwendungen zu ausgedehnten Reaktionen des gesamten Organismus kommt: Kreislauf und Stoffwechsel werden angeregt, der Wärmehaushalt und das Nervensystem stark beeinflusst.

Besonders gut können Sie die Reaktionsfähigkeit der Blutgefäße und der körpereigenen Abwehrkräfte trainieren, wenn Sie abwechselnd mal warmes und mal kaltes Wasser einsetzen. Bei kaltem Wasser ziehen sich die oberflächlichen Blutgefäße blitzschnell zusammen. Der Körper versucht daraufhin die „unterkühlte" Stelle zu erwärmen, indem er vermehrt Blut durch die reflektorisch erweiterten Gefäße in die betreffende Region schickt. Trifft hingegen heißes Wasser auf das Gewebe, erweitern sich schlagartig selbst kleinste Blutgefäße, um Wärme nach außen zu leiten. Wenn Sie regelmäßig mit wechselnden oder ansteigenden Wasserreizen Ihre Lebensnerven darauf trainieren, die Gefäße zu verengen und zu dehnen, stabilisieren Sie mehr und mehr Ihre Immunabwehr. Denn ist Ihr Körper erst einmal darauf eingestellt, derartige Reize zu verarbeiten, fällt es ihm leicht, auch auf andere äußere Temperatureinflüsse, auf Wind und Wetter zu reagieren.

Waschen Sie sich kalt ab

Wenn Sie zu Hause kneippen, ist es das einfachste, Sie beginnen mit den kalten Waschungen. Dabei können Sie auch gleich erproben, wie Ihnen die kühle Frische bekommt. Sie brauchen dazu nichts weiter als ein grobes Tuch, das in Wasser mit einer Temperatur von zehn bis zwölf Grad getaucht werden muss. Anschließend mit dem nassen Waschtuch zügig über Arme, Beine und Rumpf fahren. Dabei soll man tief ein- und ausatmen und immer wieder das Tuch neu mit dem kalten Wasser befeuchten.

Falls Sie nach dem Aufstehen nur schwer in die Gänge kommen, sollten Sie die Prozedur gleich frühmorgens vornehmen. Da wirkt das kalte Wasser ausgleichend auf das Vegetativum, es reguliert den Blutdruck und fördert die arterielle Durchblutung. Außerdem heizt es den Stoffwechsel und die Darmfunktion an und hilft somit auch bei chronischer Verstopfung.

Wenn Sie einen schlechten Schlaf haben, kann Ihnen eine abendliche **Unterkörperwaschung** zur ersehnten Nachtruhe verhelfen. Damit sind auch andere Beschwerden wie Unausgeglichenheit, rheumatische Gelenkentzündungen, venöse Beinleiden, Darmträgheit, Blähungen und Schilddrüsenüberfunktionen zu kurieren.

Versuchen Sie es mit Wassertreten in der Wanne

Das Wassertreten gehört zu den einfachsten, zugleich aber äußerst effektiven Maßnahmen: Man steigt mit warmen Füßen in wadentiefes, kaltes Wasser und hebt jeweils einen Fuß soweit aus dem Wasser, dass Luft über die Fußsohle streichen kann. Das lässt sich auch in der Badewanne bewerkstelligen. Legen Sie zuvor eine rutschfeste Matte in die Wanne, am besten mit Gumminoppen. Die wirken gleichzeitig auf die Reflexzonen der Füße ein. Beenden Sie nach zwei bis vier Minuten den Storchenschritt, ziehen Sie sich warme Socken an und bewegen Sie die Beine, bis die Füße angenehm warm sind.

Wassertreten ist für viele der Inbegriff der Kneipp-Anwendungen. Und das aus gutem Grund. Wer regelmäßig seinen Wannengang absolviert, sorgt für einen gleichmäßigen Ablauf der vegetativen Funktionen, setzt die Reizempfindlichkeit herab und entspannt die Blutgefäße.

Wassertreten gilt als eine der wirksamsten Kneipp-Methoden um das körpereigene Abwehrsystem zu stärken. Es hilft rasch bei vegetativen Beschwerden wie Wetterfühligkeit, Benommenheit, Erregung und Erschöpfung nach Stress. Abendlich angewendet fördert es den Schlaf und beseitigt gefäßbedingte Kopfschmerzen.

Beruhigend und belebend: Warme und kalte Güsse

Wenn Sie Arme und Beine im Kneippschen Sinne „begießen“ wollen, brauchen Sie dazu keine spezielle Gießkanne. Der Dusch-Schlauch tut's auch. Einfach den Brausekopf abmontieren, damit der Wasserstrahl direkt aus dem Schlauch kommt und nicht zu

hart auf die Haut trifft. Denn es geht hierbei nicht um den mechanischen Reiz, sondern um den Temperaturreiz.
Lassen Sie das Wasser ruhig und gleichmäßig über Knie oder Arme fließen, es soll nicht sprudeln oder spritzen. Beginnen Sie stets an der Stelle, die am weitesten weg vom Herzen liegt. Und beenden Sie den Guss immer dann, wenn die Haut leicht gerötet ist, sich also eine Reaktion zeigt. Die beste Zeit für die Güsse ist morgens oder nach Feierabend, aber keinesfalls kurz vor dem Schlafengehen.

Beim **Armguss** läuft das Wasser zuerst von der rechten Handfläche über den Handrücken aufwärts bis zum Schulterblatt und dann über die Beugeseite wieder abwärts. In der gleichen Weise wird der linke Arm begossen. Auch diese einfache Kuranwendung hat eine verblüffende Wirkung. Der Armguss ist ein probates Erfrischungs- und Stärkungsmittel. Er regt den Kreislauf an, normalisiert den niedrigen Blutdruck, bessert die Durchblutung im Kopf- und Brustraum, hilft bei eingeschlafenen Händen, Rheuma und nervösen Herzbeschwerden.

Beim **Knieguss** beginnt man an den Zehen des rechten Fußes und wandert mit dem Wasserstrahl über den Fußrücken an der Wade aufwärts bis zu dem Knie und an der Beinvorderseite wieder abwärts. Und wiederholt das ganze mit dem linken Bein. Danach das Wasser abstreifen, Strümpfe überziehen und die Beine bewegen. Der kalte Knieguss wirkt blutdrucksenkend und entstauend.
Er ist besonders bei Kopfschmerzen und Migräne angezeigt, er wirkt überdies bei Schnupfen, Hämorrhoiden, Krampfadern und Beinödemen. Und er beseitigt häufig auch Darmträgheit und Verstopfung.

Beim **Schenkelguss** werden die Beine von unten nach oben bis zum Po mit kaltem Wasser begossen. Durch die Kälte strömt vermehrt Blut aus dem Kopf und anderen Körperregionen in die Beine. Dadurch senkt sich der Blutdruck. Das hat eine nervenberuhigende Wirkung und macht herrlich müde.

Zur schnellen Belebung zwischendurch ist der **Gesichtsguss** nicht zu unterschätzen. Man führt den Wasserstrahl von der Schläfe außen am Gesicht entlang über Kinn und Wange hinauf bis zur Stirn und lässt von dort das Wasser noch einen Moment lang über das ganze Gesicht laufen. Dieser kurze Guss vertreibt die geistige Müdigkeit, allgemeine Mattigkeit, Konzentrationsschwäche und Überanstrengung der Augen. Außerdem wirkt der Gesichtsguss schmerzlindernd bei Kopfschmerzen, Migräne, Zahnweh und Neuralgien.

Bevor Sie „kneippen"...

sollten Sie sich gut aufwärmen. Der Raum, in dem Sie Ihre Wasserkur antreten, darf weder zu heiß noch unterkühlt sein. Wenn Sie sich beim Wechselduschen, den Güssen oder dem Wassertreten nicht wohl fühlen, frieren oder frösteln, dann verschieben Sie die Anwendung, bis es Ihnen wieder besser geht.

Wenn Sie krank sind, sollten Sie mit der Ärztin/dem Arzt besprechen, ob Sie „kneipptauglich" sind.
Das gilt besonders bei Infekten von Niere, Harnleiter, Blase, bei Ischiasnervschmerzen, Krampfadern, Beingeschwüren und nicht zuletzt bei verminderter Herzleistung.

Bringen Sie mit Wechselduschen Ihren Kreislauf in Schwung

Da die meisten von uns zu Hause wohl kaum die Möglichkeit haben, aus einer warmen in eine kalte Wanne zu springen, sind Wechselduschen ein praktischer Ersatz für die bewährten Wechselbäder. So können Sie bequem in der Badewanne kneippen:
Duschen Sie sich erst einige Minuten warm und dann abwechselnd warm und kalt ab. Das Ganze etwa zwei- bis viermal. Wobei die kalten Schauer stets kürzer sein sollten als die warmen. Hören Sie mit einer kalten Dusche auf.
Das ist eine simple aber wirksame Methode, den Kreislauf in Schwung zu bringen und das Immunsystem des Körpers zu unterstützen. Mit den regelmäßigen Wechselduschen trainieren Sie die kleinen Haargefäße der Haut. Das macht Sie mit der Zeit weniger anfällig für Infekte, Erschöpfungszustände und depressive Verstimmungen.

Falls Sie ganz und gar auf kaltes Duschen setzen, ist es wichtig, dass der Körper wohlig angewärmt ist, bevor Sie ihn dreißig bis vierzig Minuten lang mit dem kalten Strahl überraschen. Übrigens: Kaltes Wasser regt die Produktion von Cortison an. Damit kann unter Umständen vermieden werden, diesen Stoff als Medikament einnehmen zu müssen.

Sie haben keine Gelegenheit zum Wechselduschen? Versuchen Sie es mit einem **heißen Fußbad**: Die Füße fünf Minuten lang in etwa vierzig Grad heißem Wasser baden. Anschließend die Knie mit kaltem Wasser übergießen. Oder Sie stellen je einen Behälter für warmes und kaltes Wasser nebeneinander und steigen abwechselnd mit beiden Füßen hinein. Das mildert Kopfschmerzen, nervöse Erregungszustände, Schlaflosigkeit, Bluthochdruck und hilft bei allen Gefäßverkrampfungen der Beine („Ameisenlaufen“).

Auch andere **Teilbäder**, bei denen nur Arme ins kühle oder warme Nass getaucht werden, oder Sitzbäder, bei denen das Wasser gerade bis zum Nabel reicht, sind je nach Temperaturreiz bestens geeignet, um sich zu entspannen, verkrampfte Muskeln zu lockern oder um sich fit zu machen.

Kalte Armbäder zum Beispiel, bei denen zuerst der rechte und dann der linke Arm jeweils eine halbe bis eine Minute bis über die Ellenbogen des Oberarms in das Wasser eingetaucht werden, sind eine hervorragende Medizin für wetterfühlige Menschen mit nervösem Herzen. Kalte Armbäder stärken den Herzmuskel, verbessern die Hirndurchblutung und die Atmung, sie mildern Herzklopfen und Kopfschmerzen und sind wirkungsvoll bei Stauungszuständen („dicken Beinen“).

Wechselnde Armbäder sind besonders denjenigen zu empfehlen, die zu niedrigen Blutdruck haben und deshalb unter Durchblutungsstörungen der Hände und Arme leiden. Durch das Wechselarmbad wird der Kreislauf aktiviert und das Blut aus dem Kopf abgeleitet. Das belebt und weckt die Lebensgeister. Abgeschlagenheit, Erschöpfung, leichte gefäßbedingte Kopfschmerzen, ja sogar Wachstumsstörungen der Fingernägel können durch das warm-kalte Armbad positiv beeinflusst werden.

Nehmen Sie ein Bad mit heilsamen Düften

Eine wahre Wonne für Körper und Seele sind Bäder, denen man Auszüge aus Kräutern oder Salze hinzu gibt. Sie regen die Durchblutung und die Selbstheilungskräfte des Körpers an. Viele Heilpflanzen, wie etwa Rosmarin, Melisse oder Heublumen, enthalten aromatische Öle, die sich in dem heißen (!) Wasser lösen. So werden sie sehr leicht von der Haut und der Lunge aufgenommen, und gelangen in den Kreislauf. Die Düfte wirken zudem direkt auf die seelische Verfassung, denn das Riechzentrum ist eng mit dem Gehirnteil verbunden, der für die Gefühle zuständig ist.

Vom legendären „Wasserdoktor" Kneipp stammen im wesentlichen die Erprobungen von Badezusätzen. In der heutigen Hydrotherapie kennt man viele bewährte Zusätze, bei Wetterfühligkeit unter anderem Baldrian, Eukalyptus, Fichtennadel, Heublume, Hopfen, Kampfer, Lavendel, Lindenblüten, Melisse, Minze, Rosmarin, Salbei, Thymian, Zitrone und, und, und.

Die Pflanzenextrakte und -Öle fürs heimische Bad gibt es als fertige Zubereitungen zu kaufen. Falls Sie selbst einen kräftigen Sud herstellen wollen: Nehmen Sie für ein Kräuterbad etwa zweihundert Gramm getrocknete Kräuter. Mit einem Liter kochendem Wasser überbrühen und zugedeckt drei bis fünf Minuten ziehen lassen. Schütten Sie das Gebräu aber erst in das Badewasser, wenn Sie selbst hinein steigen, damit die ätherischen Öle sich nicht vorzeitig verflüchtigen.

Sauna – Zum Abhärten ideal

Vielleicht ziehen Sie es ja auch vor, einmal wöchentlich in der Sauna tüchtig ins Schwitzen zu kommen, um sich abzuhärten? Das finnische Heißluftbad, bei dem anstelle des Wassers trockene Luft als Träger der Wärme dient, und man sich abschließend durch Luft und Wasser abkühlt, steigert die periphere Durchblutung, trainiert den Körper in seiner Reaktion auf Warm- und Kaltreize, verbessert die Immunlage und vermindert damit eine Infektanfälligkeit.

Falls Sie noch kein alter „Saunahase“ sind, sollten Sie bei den einzelnen Gängen nicht länger als fünf Minuten ausharren. Die anschließende kalte Dusche oder das Eintauchen ins kalte Wasserbecken ist ein ausgezeichnetes Kreislauftraining, das sich die Blutgefäße blitzschnell zusammenziehen. Doch Vorsicht: Wer zu hohen Blutdruck oder eine Herzschwäche hat, sollte vorher den Arzt fragen, ob der rapide Temperaturwechsel seiner Gesundheit auch wirklich zuträglich ist.

Lassen Sie täglich die Bürste kreisen

Wenn Sie sich müde und abgespannt fühlen wird Sie diese „trockene Kneippanwendung“ wieder frisch und munter machen: Bearbeiten Sie schon am frühen Morgen Beine, Arme, Brust und Rücken mit einem Frottiertuch, einer Bürste oder einen Rubbelhandschuh. Gehen Sie dabei immer kreisend vor und massieren Sie stets zum Herzen hin. Bürsten Sie die Haut so lange, bis sie sich leicht rötet oder bis Sie eine angenehme Wärme empfinden.
Mit diesen **Trockenmassagen** regen Sie die Nervenenden unter der Haut an, bringen den Kreislauf auf Trab und beleben den gesamten Organismus. Aber aufgepasst: Wenn Sie täglich die Bürste kreisen lassen, sollten Sie nach drei Wochen eine Woche lang pausieren, damit der Reiz auf die Hautnerven und die Blutgefäße nicht abstumpft und die Hautzellen sich regenerieren können.

So sind Sie richtig gewickelt

Mit Omas fast schon in Vergessenheit geratenem **kaltem Wickel** können Sie die Widerstandskraft des Körpers stärken, ohne den Organismus zu belasten. Die kalten Umschläge oder „Packungen“ fördern die Durchblutung und regen die Drüsentätigkeit an. Sie beruhigen und wirken über die Haut auf innere Organe.

Sie brauchen für die kalten Wickel ein Tuch, möglichst aus Leinen, das Sie in zehn bis zwölf Grad kaltes Wasser getaucht und ausgedrückt haben. Es wird direkt auf die nackte Haut gelegt und mit einem trockenen Tuch umhüllt. Das äußere Tuch sollte ebenfalls aus Leinen sein, wenn es dem Körper Wärme entziehen soll. Wollen Sie hingegen erreichen, dass sich die Wärme staut oder Schweiß bildet, sollten Sie ein Tuch aus Wolle oder Flanell nehmen.

Es gibt die segensreichen Wickel auch als warme oder heiße Packungen. **Warme Umschläge** lindern Krämpfe und Schmerzen, und helfen meist prompt bei einer Gallenkolik oder Magenkrämpfen.

Heiße Dampfpackungen haben ebenfalls einen schmerzlindernden Effekt, sie wirken zudem entspannend und beruhigend. Sie nimmt man häufig bei Rheuma und Muskelkrämpfen. Bei den Wickeln gilt dasselbe wie bei allen Kneippschen Wasseranwendungen: Der Körper muss vorher angewärmt sein. Größere Packungen sollten Sie möglichst nur morgens oder vormittags angelegen. Bewährt haben sich auch Umschläge mit Kräuterzusätzen, wie etwa der Heublumensack.

Mit den **feuchten Umschlägen** fördern Sie die lokale Hautdurchblutung, je nachdem, welchen Körperteil Sie damit einwickeln. So hilft beispielsweise ein Halswickel bei Entzündungen der Halsorgane und bringt Schnupfen zum Abklingen. Brustwickel nimmt man häufig bei Erkältungen und grippalen Infekten, Lendenwickel bei Magen-Darmbeschwerden, Waden- und Beinwickel bei Kopfschmerzen und Schlaflosigkeit. Unterarmwickel bewähren sich hervorragend als Erste-Hilfe-Maßnahme bei Herzbeschwerden, die nervöser Natur sind. Wetterfühligen Wickel-Fans sind folglich die beiden letzten Packungen besonders ans Herz zu legen.

Nutzen Sie die Kräfte der Natur

Wer rasch selbst etwas gegen die Symptome der Wetterfühligkeit unternehmen will, weil er seine Aufgaben am Arbeitsplatz oder zu Hause trotz der lästigen Beschwerden bewältigen muss, greift oft kurz entschlossen zu starken Arzneimitteln, die eine prompte Wirkung versprechen. Besser wäre es freilich, Mißempfindungen wie Kopfschmerz, Schlaflosigkeit, Nervosität oder Herzflattern mit sanften Methoden anzugehen, ohne gleich schwere medikamentöse Geschütze aufzufahren, die Leber und Nieren angreifen. Außerdem: Wer bereits eine Erkrankung oder Beschwerden hat, die sich durch das atmosphärische Auf und Ab noch verschlimmern können, ist allemal gut beraten, von fachkundiger Seite gezielte medizinische Hilfe in Anspruch zu nehmen. Das gilt vor allem für Menschen mit Herz-Kreislauf-Erkrankungen, Atemwegsinfekten, Nieren- und Gallenleiden, Rheuma und Kolikschmerzen, Wirbelsäulen- und Bandscheibenschäden, Arterienverkalkung, chronischen Verdauungsstörungen, Schilddrüsenüberfunktion und Zuckerkrankheit. Denn hier ist ganz entscheidend, dass zunächst einmal die eigentliche Erkrankung, die der Wetterfühligkeit zugrunde liegt, therapeutisch in Angriff genommen wird.

Falls Sie den Verdacht haben...

dass hinter Ihrer Wetterfühligkeit ein verborgenes Leiden oder ein anderer körperlich-seelischer Schwachpunkt steckt, sollten Sie sich von Kopf bis Fuß untersuchen lassen. Dazu gehört beispielsweise ein Elektrokardiogramm, um die Herztätigkeit zu überprüfen, eine Kontrolle der Lunge, der Leber, der Schilddrüse und auch der Nierenfunktion sowie ein großes Blutbild.

Zuweilen stellen Wettergeplagte nach einer medizinischen Untersuchung mit Erstaunen fest, dass ihnen eine verhältnismäßig kleine Irritation, wie beispielsweise eine eitrige Mandel oder ein fauler Zahn, die ständige Unbill bereitet hat. Denn kaum wurde das Übel erkannt und buchstäblich bei der Wurzel gepackt, waren plötzlich auch die Wetterbeschwerden wie weggeblasen.

Wenn keine ernsthafte Erkrankung festzustellen ist, und lediglich zu vermuten ist, dass das vegetative Nervensystem den Betroffenen einen Streich spielt, verschreiben manche Ärzte zentral wirkende Schmerzmittel (Analgetika) oder anregende Medikamente (Stimulanzien). Dies scheint, insbesondere für Wetterfühlige, die gleichzeitig von mehreren Mißempfindungen geplagt werden, häufig die nahe liegendste Lösung zu sein. Und zweifellos bleibt vielen einige Pein erspart, wenn sie beizeiten auf das rechte Mittel zurückgreifen können. Das gilt insbesondere für die „Vorfühligen“, die häufig von Rheuma- oder Nervenschmerzen geplagt werden, bevor der Föhn oder ein Gewitter heranzieht.

Hausmittel wirken oft wahre Wunder

Solange Sie vom Wetter noch nicht so stark angeschlagen sind, dass Sie unbedingt ärztlich behandelt werden müssen, ist es natürlich sinnvoll, wenn Sie zunächst einmal selbst versuchen, die Beschwerden zu lindern oder sich ganz davon zu befreien. Doch aufgepasst: Falls Sie sich auf eigene Faust mit gängigen Medikamenten versorgen, sollten Sie sich unbedingt über die Gefahren, Nebenwirkungen und Unverträglichkeiten in dem Beipackzettel informieren.

Die freiverkäuflichen Arzneimittel sind zwar immer so dosiert, dass bei „bestimmungsmäßigem Gebrauch“ keine Gefährdung durch die Inhaltsstoffe auftritt. Dennoch muss man damit rechnen, dass es zu individuell unterschiedlichen Reaktionen kommen kann. Das gilt auch für die pflanzlichen Mittel, von denen immer noch viele Menschen annehmen, dass sie völlig harmlos sind. Bisweilen geht's auch ganz ohne Pillenschachtel. Denn neben den rezeptfreien Medikamenten haben wir ja immer noch die guten alten Hausmittel, wie Kräutertees, Bäder, Einreibungen oder Wickel, die bei Wetterstress oft wahre Wunder wirken – und manchmal die chemischen Arzneien ganz und gar überflüssig machen. Ohne Nebenwirkungen geht's allerdings auch bei den Hausmitteln nicht ab. Deshalb sollte man sich vor Gebrauch eingehend über die Wirkungsweise auch in Hinblick auf etwaige allergische Reaktionen kundig machen.

Wetterfühligkeit homöopathisch lindern

Gute Dienste leisten oftmals auch homöopathische Mittel. Sie können vor allem die so genannten funktionellen Beschwerden lindern und bessern. Jene Störungen also, die durch Fehlsteuerung des vegetativen Nervensystems hervorgerufen werden. Schlaflosigkeit, Nervenschmerzen, Migräne, nervöse Herzbeschwerden und andere Symptome der Wetterfühligkeit lassen sich homöopathisch mit gutem Erfolg behandeln.

Zerstörte Zellen oder mechanische Probleme wie Verrenkungen oder Knochenbrüche kann freilich die Homöopathie nicht wiederherstellen. Sie kann auch keine modernen chemischen Substanzen ersetzen, mit denen man beispielsweise schwere Infektionskrankheiten wie Hirnhautentzündung, Tuberkulose, Diphtherie oder Geschlechtskrankheiten unter Kontrolle bringen kann. Auch für das lebenswichtige Insulin der Zuckerkranken gibt es keine Alternative. Aber bei vielen anderen Beschwerden hat sich die (bis heute nicht unumstrittene) Homöopathie seit über hundertfünfzig Jahren bewährt. Das Prinzip dieses von Samuel Hahnemann (er lebte von 1755 bis 1843) begründeten Naturheilverfahrens ist, kleine Dosen eines Heilmittels anzuwenden, die in großen Dosen beim Gesunden ähnliche Beschwerden verursachen. Die mit Zucker, Alkohol und destilliertem Wasser hochpotenzierten Arzneien sollen als fein abgestimmtes Reizmittel den Organismus zur Abwehr und eigenen Leistung anregen.

Unter Potenzieren versteht man das schrittweise Verdünnen der Ausgangssubstanz, des „Urstoffes“ also, mit einem Lösungsmittel. Durch das Potenzieren soll die Wirkungskraft des Mittels aktiviert werden. Die Potenz wird mit einem Buchstaben (D = Dezimal) und einer Ziffer angegeben. Eine homöopathische Zubereitung mit der Bezeichnung D6 ist also sechsmal im Verhältnis eins zu zehn verdünnt worden.

Bitte denken Sie daran: Die hier gegebenen Ratschläge zur Selbsthilfe sollen Sie nicht dazu bewegen, notwendige ärztliche Diagnosen und Behandlungen hinauszuzögern.

Der unschätzbare Vorteil dieser Präparate ist, dass die Gefahr unerwünschter Nebenwirkungen äußerst gering ist, weil nur sehr geringe Mengen des jeweiligen Wirkstoffs eingenommen werden. Allerdings kann sich manchmal das Befinden kurzfristig verschlechtern, bevor die Besserung eintritt. Diese „Erstverschlimmerung“, die auch von Kuren und anderen Naturheilverfahren her bekannt ist, ist im Allgemeinen ein Zeichen dafür, dass der Organismus auf das Heilmittel anspricht.
Die homöopathischen Medikamente werden nur aus natürlichen Substanzen hergestellt: aus dem Pflanzen-, Tier- und Mineralreich.

Sie werden deshalb meist auch von Menschen vertragen, die gegen bestimmte chemische Substanzen allergisch sind.
Homöopathische Arzneimittel gibt es als Tropfen, Tabletten, Salben, Pulver oder Globuli (das sind winzige Zuckerkügelchen, die mit der Arznei befeuchtet wurden). Einige pharmazeutische Spezialitäten gibt es als Tinkturen, Salben, Gelees, Emulsionen und Zäpfchen. Sie sind bis auf wenige Ausnahmen alle rezeptfrei in der Apotheke zu haben.

Die Homöopathie wird von vielen Ärzten und den meisten Heilpraktikern ausgeübt. Obwohl es genau genommen den Prinzipien der klassischen Homöopathie widerspricht, sich bei einer Erkrankung selbst zu behandeln, gibt es mittlerweile aber auch einschlägige Ratgeberliteratur, die es möglich macht, alltägliche Beschwerden mit homöopathischen Mitteln sicher und einfach selbst zu kurieren.

Greifen Sie hierbei aber möglichst nach aktuellen Wegweisern, um sicherzugehen, dass die empfohlenen Homöopathika den neuesten Erkenntnissen entsprechen. Manche der klassischen Mittel enthalten Gifte wie Arsen, Kadmium oder Quecksilber, die schwerwiegende Langzeitfolgen haben können.

Akupressur: Wohlbefinden auf den Punkt gebracht

Akupressur – dieses jahrtausende alte fernöstliche Heilverfahren, bei dem spezielle Punkte auf dem Körper mit den Fingern massiert, beklopft oder gedrückt werden, ist bestens geeignet, um bei vielen Beschwerden der Wetterfühligkeit selbst „Hand anzulegen“. So etwa bei Ermüdung, Verspannung und Kopfschmerzen und anderen leichten Befindlichkeitsstörungen.

Mit der Akupressur (zu Deutsch: Punktmassage), der „sanften Schwester" der Akupunktur, lassen sich zwar auch chronische Schmerzzustände günstig beeinflussen oder akute Erkrankungen beseitigen – hierbei sollten allerdings nur ausgebildete Akupressurtherapeuten die Finger im Spiel haben.

Die Punkte der Akupunktur, die mit der Nadel gestochen werden, und die der Akupressur sind übrigens fast immer identisch. Beide Techniken liegen die gleichen Prinzipien zugrunde: Nach Vorstellung chinesischer Ärzte durchziehen den menschlichen Körper 33 Energieströme oder Meridiane, die untereinander in Verbindung stehen.
Ist der Energiefluss eines Meridians blockiert oder gestört, dann erkrankt der Mensch. Die Chinesen kennen 361 Punkte auf den Meridianen, durch die der Energiestrom verändert werden kann. Wird der entsprechende Punkt ausfindig gemacht und ein wenig gereizt, lösen sich dadurch die Blockaden, und die Energie kann wieder fließen.

Wenn Sie die alte Volksmedizin anwenden wollen, ist es also wichtig, den richtigen Punkt zu erwischen. Das lässt sich leicht erlernen. Am besten, Sie besorgen sich im Buchhandel einen anschaulichen Leitfaden zur Selbstbehandlung, in dem die wichtigsten Reflexpunkte eingezeichnet sind. Nach diesen Vorlagen ist es recht einfach, die Körperstellen herauszufinden.

Sobald Sie Ihre wichtigsten „Angriffspunkte" kennen, ist es leicht, sie weitere Male ohne Vorlage aufzufinden. Mit ein bisschen Fingerspitzengefühl spüren Sie bald, dass sich das Gewebe der Haut an dieser Stelle anders anfühlt, es hat vielleicht eine kleine Einbuchtung oder Erhebung oder fühlt sich in der Festigkeit anders an als das umliegende Areal. Manchmal ist die Stelle auch schmerzempfindlicher.

Lernen Sie Ihre „Wetterpunkte" kennen

Einige Punkte haben eine beruhigende und dämpfende Wirkung, andere wirken aktivierend, belebend und aufbauend. Es gibt aber auch Punkte mit ausgleichenden Effekten, das sind geradezu ideale Druckpunkte, um den anklingenden Wetterbeschwerden von vorneherein die Stirn zu bieten. Da fast alle Punkte spiegelbildlich auf der rechten und linken Körperseite zu finden sind, ist es zweckmäßig gleichzeitig beide Punkte zu massieren.

Gegen die vielfältigen Beschwerden der Wetterfühligkeit gibt im Wesentlichen vier Angriffsflächen: Die erste liegt **rechts am Oberbauch, eine Handbreit unterhalb der untersten Rippe,** also dort, wo sich die Leber befindet. Drücken Sie von Zeit zu Zeit, am besten gleich frühmorgens, diesen Punkt mit drei Fingern, und zwar innerhalb von drei Minuten zehnmal hintereinander. Doch Vorsicht: Falls Sie einen stechenden Schmerz spüren, kann das auf ein Leberleiden hinweisen, das ärztlich behandelt werden muss.

Bei einer anderen Massage muss man die rechte Faust ballen und damit **fünfmal leicht über die Innenfläche der linken Hand streichen.** Und zwar nur in Richtung zum Herzen hin. Danach mit der linken Faust ebenso sanft über die rechte Handfläche fahren. Das hat eine allgemein anregende Wirkung (die übrigens Wissenschaftler der Universität in Shanghai mit komplizierten Körperstrom-Messungen nachweisen konnten).

Rechts und links im Nacken, direkt senkrecht neben der Wirbelsäule liegen weitere „Wetterpunkte". Hier muss man mit jeweils vier Fingern fest auf die Muskelstränge drücken und dabei die Haut hin und her schieben. Wenn Sie hierbei einen leichten Schmerz empfinden, ist das nicht bedenklich. Es ist wie bei vielen anderen Akupressurpunkten ein Zeichen dafür, dass Sie den richtige Stelle getroffen haben. Die ist bei dem nächsten Punkt nicht so leicht zu lokalisieren. Er liegt etwas **oberhalb der beiden äußeren Fußknöchel**. Am besten, man tastet den Bereich behutsam ab, bis eine druckempfindliche Stelle zu finden ist. Hier muss man dreimal kurz den Daumen draufpressen.

Üben Sie vorbeugend Druck aus

Die Wetterpunkte können Sie in beliebiger Reihenfolge akupressieren. Tun Sie es nicht erst, wenn es Ihnen miserabel geht, sondern auch zu Zeiten, wenn das Wetter Ihnen wohlgesonnen ist. Denn ein großes Plus der völlig gefahrlosen „Akupressurtherapie“ ist, dass man sie auch vorbeugend jederzeit und überall ausüben kann.

Grundsätzlich aber gilt bei der Akupressur das gleiche, wie bei allen anderen Selbsthilfemethoden: Sie können natürlich nicht den Arzt ersetzen, wenn organische Schädigungen zugrunde liegen, die medizinisch behandelt werden müssen.

Gesund essen – Worauf es ankommt

Das haben wir unseren wetterfühligen Großeltern voraus: Wir wissen heute ziemlich genau, welche Nährstoffe, ja sogar welche Nährstoffmoleküle unser Organismus braucht, damit wir uns fit, vital und gesund fühlen. Und das macht es uns auch sehr viel leichter, mit einem vernünftigen Essprogramm die Abwehrkräfte zu stärken, die Leistungsfähigkeit zu fördern und dem Stoffwechsel tüchtig einzuheizen. Kurzum: Mit der richtigen Kost können wir unseren angeschlagenen Organismus so aufpäppeln, dass er die Unbilden des Wetters hervorragend verkraften kann.

Neben Kohlenhydraten und Eiweiß brauchen wir täglich Vitaminen, Mineralien, Fettsäuren, Enzyme, Hormone und andere neu entdeckte Biostoffe („sekundäre Pflanzenstoffe") in ausreichender Menge, damit das gesamte Spektrum des Organstoffwechsels, insbesondere die Nervenfunktion, die Muskelkontraktion, die Skelettentwicklung und die Hormonsekretion optimal arbeiten kann.

Wissenschaftler sind sich heute längst darüber einig, dass man typischen Zivilisationskrankheiten wie Bluthochdruck, Verdauungs- und Stoffwechselstörungen sowie rheumatischen Erkrankungen – die ja allesamt die Wetterfühligkeit noch begünstigen – durch gesunde und ausgewogene Ernährung vorbeugen kann. Ein Mangel an wichtigen Vitalstoffen führt zwangsläufig zu einer verminderten Leistungsfähigkeit.
Hier spielen nach neuestem Erkenntnisstand die Antioxydanzien eine wichtige Rolle, also die Vitamine A, bzw. seine Vorstufe Beta-Carotin, Vitamin C und E sowie das Spurenelement Selen.

Von allem etwas, von keinem zuviel

Weil es kein Lebensmittel gibt, das alle Nährstoffe enthält, muss auf unserem Speisezettel möglichst abwechslungsreiche Kost stehen. Nach dem Motto: Von allem etwas, von keinem zuviel.
Das gilt übrigens auch für die hochgeschätzte naturbelassene Nahrung. Wer beispielsweise in bester Absicht nichts anderes als Rohkost in sich hineinstopft, tut sich damit keinen Gefallen. Denn das Fitness-Futter ist extrem gärfreudig und produziert Alkohol und Säuren, die Leber, Gefäße und das vegetative Nervensystem belasten. Über kurz oder lang zerstören diese Giftstoffe den Säure-Basen-Haushalt des Körpers. Der Mensch wird buchstäblich sauer. Der Anteil an Kohlensäure im Blut nimmt zu, der pH-Wert

sinkt. Die Folge: Der Rohkost-Liebhaber ist ständig müde und gereizt.
Das lässt sich leicht vermeiden, wenn neben dem Grünfutter noch andere Kost auf dem Speiseplan steht. Am bekömmlichsten ist, sich die große Salatschüssel mittags vorzunehmen, denn abends belastet die Rohkost den Organismus zu sehr.

Beherzigen Sie die goldenen Regeln

Eigentlich kann gar nichts schief gehen, wenn Sie sich an ein paar goldene Regeln halten:

- Essen Sie abwechslungsreich, aber nicht zuviel.
- Zur gesunden Ernährung gehören frisches Obst und Gemüse, Vollkornprodukte, Milch- und Milchprodukte, Fisch und mageres Fleisch, ungesüßte Obst- und Gemüsesäfte, Früchtetees und Mineralwasser.
- Gehen Sie mit Fett und Zucker sparsam um.
- Einfache Faustregel: Der Anteil an Fett sollte zu jeweils einem Drittel aus gesättigten (tierischen) Fetten, einfach ungesättigten (Olivenöl) und mehrfach ungesättigten Fettsäuren (Sonnenblumenöl) bestehen.
- Die Kost soll würzig aber nicht zu salzig sein.
- Verzehren Sie weniger tierisches, sondern mehr pflanzliches Eiweiß.
- Bereiten Sie die Speisen nährstoffschonend zu. Garen und dünsten Sie häufiger anstatt die Speisen zu Kochen.
- Versuchen Sie bewusst zu essen. Kauen Sie jeden Bissen gründlich, und nehmen Sie sich Zeit zum Essen.
- Trinken Sie ausreichend, pro zehn Kilogramm Körpergewicht mindestens 0,2 Liter am Tag. Solange ihnen die Wetterlaunen zu schaffen machen, trinken Sie am besten natriumarmes Mineralwasser, Kräutertees oder Säfte. Alkoholische Getränke sollten Sie

in dieser Phase ganz vergessen. (Aber auch sonst sollten geistige Getränke nur in Maßen genossen werden.) Und noch eins: Sich vernünftig zu ernähren heißt beileibe nicht, dass man auf leckere Kost verzichten muss. Denn Essen soll nicht nur gesund sein, es soll auch Spaß machen und vor allem gut schmecken. Sich so zu ernähren, ist heute leichter denn je. Viele Experten haben Vorschlägen für eine gesunde Ernährung ausgearbeitet, die zugleich schmackhaft und abwechslungsreich ist. In den Regalen der Buchläden stapeln sich Ernährungsratgeber, die tolle und leckere Rezepten für einen ausgewogenen Speiseplan enthalten.

Richtig Entspannen
Viele Wege führen zum Ziel

In der Ruhe liegt die Kraft – denken Sie daran, wenn Sie Ihr Fitnesstraining im Kampf gegen den Wetterstress absolvieren. Gönnen Sie Ihrem Körper seine wohlverdienten Verschnaufpausen, wenn er danach verlangt. Damit schützen Sie ihren Organismus vor Überforderung, gefährlicher Übermüdung und der Dauerspannung, die ihn krank machen kann. Nehmen Sie sich die Zeit, sich so optimal wie möglich zu entspannen. Versuchen Sie alle quälenden Probleme und Konflikte gedanklich beiseite zu schieben, bis Sie sich innerlich angenehm ruhig und gelöst fühlen.

Atmen Sie ruhig und gleichmäßig

Ein probates Mittel, die Anspannungen des Alltags auszugleichen, ist beispielsweise die Meditation. Untersuchungen haben gezeigt, dass man beim Meditieren rasch einen Zustand innerer Ruhe erreicht, der dem Schlaf oder sogar einer tieferen Art der Entspannung vergleichbar ist.

Dazu müssen Sie nicht unbedingt eine der vorgegebenen Systeme wie die aus Indien kommende transzendentale Meditation oder die aus Japan stammende Zen-Meditation beherrschen. Manchmal genügt es schon, in bequemer, aber nicht zu nachlässiger Haltung da zu sitzen, die Augen zu schließen und die Muskulatur zu entspannen. Atmen Sie dabei durch die Nase und versuchen Sie, sich der Atmung bewusst zu werden. Atmen Sie ruhig und gleichmäßig. Halten Sie nach jedem Ausatmen einen Augenblick inne und denken Sie sich ein entspannendes Wort wie „Ruhe“ oder „Schlaf“. Diese Atem-Übung sollte zwanzig Minuten dauern. Bleiben Sie danach noch einen Moment mit geschlossenen und dann geöffneten Augen ruhig sitzen.
Wenn Sie eine Selbstentspannungstechnik gut beherrschen, können Sie innerhalb weniger Minuten aus einem angespannten Zustand in einen entspannten gelangen.

Probieren Sie es mit Selbstentspannungstechniken

Sollte es Ihnen anfangs nicht so ohne weiteres gelingen, richtig abzuschalten und die seelischen Wogen zu glätten, dann versuchen Sie es doch mal mit **Autogenem Training oder Yoga.** Mit beiden Formen der Selbstentspannung können Sie lernen, seelisch-nervöse Funktionen zu stabilisieren und zu harmonisieren, damit Sie sich körperlich und seelisch besser fühlen.

Autogenes Training ist beispielsweise so eine seit langem erprobte Technik, mit der man jederzeit aus dem Alltag heraus auf einen Zustand innerer Ruhe umschalten kann. Man versetzt sich durch innere Befehle in einen leichten Zustand der Hypnose. Dabei konzentriert man sich auf seine Muskeln, die Blutgefäße, die Atmung und bestimmte Nervenregionen und beeinflusst deren Funktionen. Allein mit Hilfe der Wahrnehmung und Vorstellungskraft kann man beispielsweise die Durchblutung bestimmter Organe und Organsysteme fördern, sein aufgeregtes Herz beruhigen, Schmerzen beseitigen und Stresseinwirkungen fernhalten. Diese konzentrative Selbstentspannung ist recht hilfreich bei Nervosität, innerer Unruhe, Angstzuständen und Depressionen. Aber auch bei Hautkrankheiten, Herzrhythmusstörungen, Magenleiden und allergischen Reaktionen wird diese Entspannungstechnik angewendet.

Autogenes Training sollte man aber möglichst nicht allein aus Büchern oder Tonkassetten, sondern unter fachkundiger Anleitung erlernen. Ärzte, Heilpraktiker oder Psychologen, auch Volkshochschulen, halten entsprechende Kurse ab. Ohne die professionelle Unterstützung schleichen sich schnell Fehler ein, die den Erfolg verhindern.

Setzen Sie Yoga ganz gezielt ein

Das aus der indischen Philosophie entwickelte Yoga, mit seinen verschiedenen Formen, dient ebenfalls der Entspannung. „Yoga" bedeutet soviel wie Anpassung. Durch körperliche und geistige Konzentration soll ein höherer Bewusstseinszustand erreicht werden.

Hierzulande hat sich vor allem das „Hatha-Yoga", zu gut Deutsch, ein „körperliches Yoga", durchgesetzt, bei dem man gezielte Körper-, Atem- und Konzentrationsübungen anwendet. Bei den typischen Hatha-Yoga-Praktiken steht, sitzt oder liegt man auf dem Bauch, wobei die jeweiligen Stellungen (sie heißen Asanas) so vorgenommen werden, dass auf die Übung der rechten Seite auch eine ausgleichende der linken folgt. Durch das langsame

Dehnen von Muskeln und Bändern werden ganz bestimmte Körperregionen positiv aktiviert. Die gleichzeitige bewusste und konzentrierte Atmung, versorgt den gesamten Organismus optimal mit Sauerstoff und dient der Entspannung.
Wer das sanfte Körpertraining regelmäßig betreibt, kann sich nicht nur von Muskelverspannungen befreien, Yoga hilft auch gegen Nervosität, Kopf- und Rückenschmerzen, Konzentrationsschwäche und seelischen Spannungen.

Nutzen Sie professionelle Hilfe

Es gibt darüber hinaus noch eine Reihe anderer Selbstentspannungstechniken, so etwa spezielle Atemübungen (Tiefatmen), progressive Muskelentspannung, transzendentale Meditation, Bewegungs- oder Musiktherapie. Und es gibt dazu etliche populärwissenschaftliche Ratgeber, auch in Bild und Ton, mit denen Sie sich über die Methoden informieren können.
Um die Techniken selbst anzuwenden ist es jedoch ratsam, sich an einen einen geschulten Therapeuten zu halten. So können Sie sicher gehen, dass Sie die Übungen richtig machen – und können auch am ehesten herausfinden, ob die Methode für Sie tatsächlich geeignet ist.

Vielleicht haben Sie ja bereits eine eigene bewährte Technik, mit der Sie sich so richtig entspannen können? Manchen wettergestressten Zeitgenossen hilft oft schon ein gemütliches Wannenbad am Abend um sich von der Last des Tages zu befreien. Andere drehen ein paar Runden im Park und fühlen sich danach wie neugeboren. Ein allgemeingültiges Patentrezept, auf welche Weise man am effektivsten abschalten und sich erholen kann, gibt es jedenfalls nicht. Denn was dem einen gut tut, kann dem anderen zusätzlichen Stress bereiten.

Die häufigsten wetterbedingten Beschwerden – und was Sie dagegen tun können

Kopfschmerzen – Wenn der Schädel brummt

Der dumpfe Druck, das Klopfen, Stechen oder Bohren hinter der Stirn oder unter dem Scheitel entsteht, wenn die kleinen Blutgefäße im Kopf sich zu sehr verkrampfen oder erweitern. Bei wetterbedingten Kopfschmerzen, die meist bei Föhn oder dem Durchzug eines Tiefdruckgebietes vom fehlgesteuerten vegetativen Nervensystem ausgelöst werden, brummt einem zumeist der ganze Schädel. Oder man fühlt einen Druck, als stecke der Kopf in einem Schraubstock. Manchmal ist einem obendrein noch leicht übel und schwindelig.
Bei starken atmosphärischen Turbulenzen kann sich aber praktisch jedes Organ, wenn es nicht in Ordnung ist, mit den unterschiedlichsten Kopfschmerzen bemerkbar machen.

Kleine Kneipp-Kur:

- Halten Sie Ihre Füße oder Arme abwechselnd unter warmes und kaltes Wasser. Alle „ableitenden“ Bäder und Güsse eignen sich hervorragend, um die Kopfschmerzen zu lindern.
- Nehmen Sie ein warmes Heilkräuterbad, dem Sie Auszüge von Melissen- oder Lavendelblüten, Rosmarin oder Baldrian zusetzen. Die hochwirksamen Pflanzenwirkstoffe entspannen das Gefäßsystem und können Kopfschmerzen im Nu vertreiben.
- Falls Ihnen Kälte besser hilft: Übergießen Sie Ihr Gesicht mit einem kalten Wasserstrahl, oder legen Sie sich kühle Packungen auf die schmerzende Kopfpartie.
- Bei verkrampfter Nackenmuskulatur helfen heiße Auflagen.

• Socken in kaltes Wasser tauchen, leicht auswringen, anziehen und trockene Socken darüber streifen. Mit dieser feuchten Fußpackung ins Bett legen.

Bewährte Hausmittel:

• Reiben Sie Stirn, Schläfen und Nacken mit Majoran-, Rosmarin- oder Pfefferminzöl ein.

• Legen Sie frisch zerdrückte Melissenblätter auf die schmerzende Stirn, Schläfen und Nacken.

• Trinken Sie ein Glas Wasser mit einem Schuss gesüßtem Zitronensaft.

• Wenn Sie einen robusten Magen haben hilft auch das: Eine Tasse Espresso ohne Milch und Zucker dem Saft einer halben Zitrone trinken.

• Nehmen Sie einen Esslöffel Melissensaft (Reformhaus) mit einem Teelöffel Honig ein oder nehmen Sie ein bis drei Teelöffel Melissengeist mit mindestens der doppelten Menge Flüssigkeit ein.

• Brühen Sie sich einen Tee auf aus Baldrianwurzel, Pfefferminzblättern, Melissenblättern, Weidenrinde, Schlüsselblumenblüten oder Lavendelblüten.

• Versuchen Sie es auch mit dieser Teemischung: Johanniskraut, Melisse, Mistel und Salbei.

• Nehmen Sie fünfzig Tropfen Ginkgoblätter-Extrakt (Apotheke) in etwas Wasser ein.

• Trinken Sie schluckweise eine Tasse heißen Kaffee, Mokka oder Espresso. Das Koffein wirkt entkrampfend auf die verengten Gefäße im Gehirn.

Doch aufgepasst: Trinken Sie nicht regelmäßig zuviel von dem schwarzen Gebräu. Sonst tauschen Sie womöglich die Kopfschmerzen gegen Schlaflosigkeit und Nervosität ein. Bei manchen Menschen kann das im Kaffee enthaltene Koffein sogar eine allergische Kopfschmerzreaktion auslösen.

Homöopathische Mittel:

• Bei dumpfem Wetter-Kopfschmerz: Kalium phosphoricum D6. Den stechenden Kopfschmerz lindern Ignatia-D-6-Tabletten, den Kopfschmerz bei Föhnwetterlage: Gelsemium D4. Kopfschmerz bei Kälte: Rhus toxicodendron D6, bei Gewitter: Natrium carbonicum D12. Bei Kopfschmerz mit leichtem Schwindel und Übelkeit: Cocculus D4.

Heilende Punkte:

• Wenn die Schläfen schmerzen, mit dem Finger fest auf die Innenseite der großen Zehen drücken, unmittelbar neben dem Nagelbett. Ziehen die Schmerzen von Hinterkopf bis zum Nacken, die Unterseite der großen Zehe, zwischen Fußsohle und Zehenspitze akupressieren.

Gesund ernähren:

• Essen Sie möglichst reizarme Kost mit viel frischem Obst und Gemüse. Doch vermeiden Sie Tomaten, Orangen und andere Zitrusfrüchte. Sie enthalten Histamin, das verdächtigt wird, allergische Kopfschmerzen auszulösen.

• Streichen Sie kurzerhand alle Nahrungs- und Genussmittel von Ihrem Speiseplan, deren Inhaltsstoffe Kopfschmerzen und Migräneanfälle provozieren können. Dazu gehört Wurst und Pökelfleisch, denn darin ist Natriumnitrit versteckt. Vorsicht auch bei Hering, Käse und Rotwein, sie enthalten das Allergen Tyramin. Chinesisches Essen und viele Fertigprodukte sind oft reichlich mit dem Geschmacksverstärker Natrium-Glutamat gewürzt, das ebenfalls Kopfschmerzen hervorrufen kann. Das sind weitere verdächtige Nahrungsmittel und ihre Inhaltsstoffe: Schokolade und Kakao = Dopamin und Phenyläthylamin, Alkohol = Histamin, Kaffee und Cola = Koffein, Schwarzer Tee = Koffein und Theobromin.

• Als Nahrungsergänzung: 100 Milligramm Niacin, dreimal täglich 100 Milligramm Vitamin-B-Komplex, zweimal täglich, dazu

Kalzium und Magnesium. Gibt es im Handel auch als Kombinationspräparat. Plus Omega-3-Fettsäuren (in Fisch, Lebertran) und Gamma-Linolsäuren (in Borretschöl, Nachtkerzenöl).

Angenehm entspannen:

• Sobald Sie den ersten Anflug von Kopfschmerzen spüren, sollten Sie sich entspannen. Legen Sie sich möglichst sofort hin, damit sich die Muskeln im Nacken, die häufig den Kopfschmerz verursachen, nicht weiter verkrampfen. Halten Sie die Augen geschlossen und atmen Sie tief, um die strapazierten Muskeln wieder mit Sauerstoff zu versorgen.

• Tanken Sie Sauerstoff: Auch ein Spaziergang an der frischen Luft kann – ebenso wie ein kurzer Barfußmarsch durch nasses Gras (nur im Sommer!) – die Verspannung lösen.

Gut zu wissen:

Weil die Kopfschmerzen viele mögliche Ursachen haben können, sollten Sie bei starken und anhaltenden oder häufig wiederkehrenden Kopfschmerzen nicht allein auf Selbsthilfemaßnahmen oder Schmerztabletten setzen, sondern zum Arzt gehen. Er muss feststellen, warum bei Ihnen die Alarmglocke läutet. Denn nur wenn eine etwaige zugrunde liegende Krankheit oder Störung beseitigt ist, verschwinden auch die Kopfschmerzen auf Dauer.

Wie ein Blitz aus heiterem Himmel: Migräne

Migräne ist ein jäh auftretender Kopfschmerz, der häufig auf eine Kopfseite beschränkt ist oder von einer Seite auf die andere wechselt. Der pulsierende, klopfende oder pochende Schmerz zieht vom Nacken nach vorn bis zu den Schläfen. Manchmal hält die Migräne (wörtlich: „der halbe Schädel“) tagelang an. Dabei geht sie mit unangenehmen Begleiterscheinungen einher. Den

Betroffenen ist schwindelig und übel, sie möchten sich übergeben. Oft flimmert es ihnen vor den Augen, sie sind besonders lichtscheu und lärmempfindlich. Wodurch diese Art von Kopfschmerz entsteht, ist bis heute noch nicht restlos geklärt. Man nimmt an, dass bestimmte Veränderungen im Stoffwechsel der Nervenzellen im Gehirn, sowie zeitweilige Schwankungen der Blutzirkulation im Kopf und ein besonderes Verhalten der Blutplättchen die typischen Symptome der Migräne verursachen.
Viele Migränepatienten leiden zeitweilig auch an Spannungskopfschmerzen, die durch unbewusste Verspannungen der Muskeln im Kopf- und Nackenbereich entstehen.
Zu den Migräneattacken kommt es häufig bei bereits vollzogenem Wetterumschwung, auf der Rückseite einer Kaltfront, wenn es im Sommer also Nass und kühl, im Winter nasskalt ist. Aber auch bei trockener Föhnwetterlage und bei schwüler Witterung müssen wetterfühlige Menschen, die zu dieser Art von Kopfschmerz neigen, mit plötzlichen Anfällen rechnen.
Für manche ist die Migräneschmerz schier unerträglich. Sie müssen spezielle wirksame Medikamente einnehmen. Andere kommen ohne starke Arzneimittel aus und überstehen die plötzlichen Schmerzanfälle mit Hilfe von einfachen Hausmitteln. Ganz gleich aber, ob es sie stärker oder weniger heftig erwischt, eines ist sicher: Wenn es ihnen gelingt, ihren Organismus so abzuhärten, dass sie insgesamt weniger wetterfühlig sind, kann das ganz wesentlich dazu beitragen, dass die Anfälle seltener auftreten.

Kleine Kneipp-Kur:
- Waschen Sie morgens Ihren Oberkörper kalt ab.
- Legen Sie sich kühlende Kompressen auf die Augen.
- Versuchen Sie es mit ansteigenden Arm- und Fußbädern. (Doch Vorsicht: Heiße Bäder oder Saunabesuche werden oftmals nicht so gut vertragen.)

Bewährte Hausmittel:

- Reiben Sie Ihre Schläfen mit alkoholhaltigem Gesichtswasser, mit Melissengeist oder Pfefferminzöl ein.
- Trinken Sie Kümmel-, Fenchel- oder Majorantee dreimal am Tag in kleinen Schlucken.
- Morgens auf nüchternen Magen ein kleines Gläschen Petersiliensaft trinken (gibt's im Reformhaus).
- Probieren Sie es mit einer Teemischung aus Johanniskraut, Faulbaumrinde und Schlüsselblumen.
- Leichte Formen von Migräne lassen sich oft schon mit einer Tasse Kaffee unterdrücken. Aber Vorsicht, auch hier gilt:

Trinken Sie nicht regelmäßig viel Kaffee. Denn das darin enthaltene Koffein kann, ebenso wie Nikotin und Alkohol, in manchen Fällen sogar die Migräne verstärken.

Homöopathische Mittel:

- Migränekopfschmerz beginnt im Nacken, vor allem bei Föhn: Gelsemium D6, mit Schwindel und Übelkeit: Cyclamen D4, rechtseitig mit Sehstörungen: Iris D4, bei linkseitigen Kopfschmerzen: Spigelia D4, sitzen die Schmerzen über dem rechten Auge Sanguinaria D4.

Heilende Punkte:

- Drücken Sie mit den Fingern mehrmals hintereinander fest auf die schmerzende Stelle, ohne die Haut hin- und her zu bewegen. Akupressieren Sie anschließend Mittelscheitel, indem Sie ihn leicht abklopfen, immer in Richtung, in der der Schmerz zieht.
- Zur Vorbeugung können Sie diese Punkte morgens, mittags und abends „bearbeiten“: Daumen an den Zeigefinger anlegen. Am Ende der tiefen Hautfalte, die sich daraufhin in dem weichen Muskelgewebe zwischen Daumen und Zeigefinger bildet, liegt genau der Punkt, auf den es ankommt. Klemmen Sie ihn mit dem

Zeigefinger und Daumen der anderen Hand fest ein, bis Sie einen leichten Schmerz spüren.

Gesund essen:

- Bevorzugen Sie vitamin- und mineralstoffreiche Kost. Essen Sie Salate, Obst, Gemüse und Vollkornprodukte. Meiden Sie aber die schon in Zusammenhang mit den Kopfschmerzen genannten Nahrungs- und Genussmittel, um einer allergischen Migräne-Reaktion vorzubeugen.
- Mit dem Magnesium lassen sich Migräneattacken mildern oder sogar vorbeugend verhindern. Der Mineralstoff wirkt entkrampfend auf die Gefäßmuskulatur. Magnesium können wir mit manchen Mineralwässern, Fleisch, Vollgetreide, Bierhefe, Hülsenfrüchte, Weizenkeime, Nüsse, Bananen, Kartoffeln und Blattgemüse aufnehmen.

Da viele Pflanzen durch Überdüngung heute oft zuwenig von dem unentbehrlichen Element enthalten, kann es sinnvoll sein, durch zusätzliche Gabe von Magnesium den Körper vor Mangelerscheinungen zu bewahren.

Angenehm entspannen:

- Legen Sie sich in einen dunklen Raum flach hin. Massieren Sie mit dem Daumen Stirn und Schläfen, danach die Kopfhaut mit allen Fingern sanft bearbeiten, von der Mitte oben zur Seite hin. Atmen Sie dabei tief ein und langsam wieder aus.

Gut zu wissen:

Verfolgen Sie regelmäßig die biometeorologischen Vorhersagen im Radio, Fernsehen, Internet oder der Presse, damit Sie rechtzeitig vor drohenden Migräne-Wetterlagen gewarnt sind. Denn oft hilft schon die gezielte Einnahme eines Medikamentes, die Anfälle zu verhindern oder abzumildern.

Nur nicht nervös werden

Wer für das atmosphärische Geschehen eine empfindliche Antenne hat, reagiert bei Föhn und rasch wechselnden Wetterlagen besonders kribbelig. Die vegetative Beanspruchung macht sich bei vielen mit nervöser Unruhe, starker Reizbarkeit oder mit heftigem Herzklopfen oder sogar Herzstechen bemerkbar, das bei einigen auch von Atemnot, Schwindel begleitet ist.

Kleine Kneipp-Kur:

- Waschen Sie sich von den Füßen bis zum Kopf mit kaltem Wasser ab, das stärkt das schwache Nervengerüst.
- Nervenschonende Badezusätze: Heu oder Haferstroh. Bewährt haben sich auch Essenzen von Baldrian, Fichtennadel, Kalmus, Latschenkiefer, Lavendel, Melisse und Thymian.
- Ansonsten ist Trockenbürsten der Haut eine hervorragende „Nervenmassage“. Denken Sie aber daran, stets in Richtung zum Herzen hin zu bürsten.
- Vorsichtige und milde Wasserbehandlungen sind bei Herzklopfen zwar wirksam, sollten aber vorher mit der Ärztin/dem Arzt abgesprochen werden. Zweckmäßig sind kühle Waschungen, Teilgüsse, Wechselfußbäder. Ein kalter Armguss kann beispielsweise nervöses Herzjagen stoppen.
- Eine echte Alternative für Zwischendurch: Die Herzgegend mit Balsam aus Rosmarin- oder Mentholöl einreiben.

Bewährte Hausmittel:

- Allen voran steht Johanniskraut. Es ist bei nervösen Zuständen (die Ärzte vielfach als „vegetative Dystonie“ bezeichnen) das Naturheilmittel schlechthin. Regelmäßig morgens und spätnachmittags als Tee getrunken, hat es erwiesenermaßen eine nervenstärkende Wirkung, die lange Zeit anhält.

- Diese Teesorten wirken beruhigend: Baldrian, grüner Hafer, Hopfen, Melisse oder Passionsblume.
- Viel versprechende Mischungen: Tee aus Lavendel, Baldrianwurzel und Weißdornblüten, oder aus Melisse, Anis und Hopfendolden.
- Ein bewährtes Nervenelixier: Nehmen Sie abends reines Lavendelöl ein: ein bis vier Tropfen Öl auf einen Teelöffel Zucker.
- Zarte Blütenstoffe umhüllen das abgenutzte Nervenkostüm. Geeignete Düfte: Kamille, Thymian, Neroli, Zypresse, Zedern- und Rosenholz.
- Zur Beruhigung des Herzens und vorbeugend Saft oder Tee von Weißdornblättern trinken. Weißdorn kräftig das Herz und stabilisiert den Blutdruck.
- Nervöse Herzbeschwerden lindert eine Teemischung aus Herzgespann, Stiefmütterchen, Maiglöckchen und Adonisröschen, oder aus Fenchel, Pfefferminz und Baldrian.
- Trinken Sie mehrmals am Tag eine Tasse Hopfen-Tee. Das Schlingengewächs wirkt beruhigend und ist zudem gut gegen Herzklopfen und Schlaflosigkeit.

Homöopathische Mittel:

- Nervosität allgemein: Argentum nitricum D6, Phosphorus D6, Zincum valerianicum D3, Passiflora Pentarkan.
- Bei Herzjagen: Aconitum D30, Ignatia D6, Crataegus Urtinktur, Lycopus Pentarkan. Bei Reizbarkeit: Avena sativa D2.
- Bei Schwindelanfällen: Glonoinum Pentarkan.
- Zur Beruhigung: Valeriana D2.

Heilende Punkte:

- Genau zwischen den Augenbrauen, in der Vertiefung zwischen der Nasenwurzel und der Mitte der Stirn liegt der Akupressur-Punkt, der auf nervöse Unruhezustände anspricht. Drücken Sie mit dem Finger einige Sekunden auf die Stelle und bewegen Sie dabei die Haut leicht hin und her.

• Um das gesunde Herz zu stärken, eignet sich ein Punkt in der Magengrube, direkt unterhalb des Brustbeins in der weichen Vertiefung. Drücken Sie drei bis fünfmal am Tag mit dem Mittelfinger darauf, bis Sie ein dumpfes Druckgefühl spüren. Falls Herzbeschwerden bereits eingesetzt haben, sollte man allerdings nicht selbst akupressieren!

• Gegen Schwindelanfälle gibt es mehrere Akupressur-Punkte. Der erfolgversprechendste ist auch am leichtesten zu finden: Das „Meer der Energie“ wie die Chinesen diese Stelle nennen, liegt zwei Querfinger unterhalb des Nabels. Piksen Sie etwa zehn Mal hintereinander leicht mit dem Fingernagel in die Bauchdecke. Falls der Schwindel vorher vorüber ist, brauchen Sie freilich nicht weiter akupressieren.

Gesund ernähren:

• Die strapazierten Nerven lassen sich mit nährstoffreicher Kost, die viel B-Vitamine enthält, wieder aufpäppeln. Wenn der Organismus zuwenig von diesen B-Vitaminen bekommt, führt das zu nervösen Störungen, zu Konzentrationsschwäche, Müdigkeit und macht unsereins anfälliger für Stress. Mit Vollkornbrot, Naturreis und Hefe haben Sie praktisch die gesamte B-Familie aufgenommen.

Hier kurz ein Überblick, in welchen Nahrungsmitteln die wichtigsten B-Mitglieder stecken: B1 (Thiamin), in Vollkornbrot, Kartoffeln, Hülsenfrüchten, Schweine- und Geflügelfleisch, Leber. B2 (Riboflavin) in Milch, Käse, Schwein und Rind, Geflügelinnereien, Vollkornbrot. B3 (Niacin) in Vollkornbrot, magerem Fleisch, Fisch, Geflügel, Nüssen. B6 (Pyridoxin) in Leber, Sardinen, Makrelen, Weizenkeimen, Sojabohnen, Geflügel, Rind, Kalb, Schwein, Kartoffeln und Vollkornbrot. B12 (Cobalamin) ist nur in tierischen Produkten zu finden, so in Leber, Hering, Seelachs, Rindfleisch,

Eiern, Milch und Quark. Folsäure (Vitamin B9), eines unserer wichtigsten Vitamine überhaupt, das eng mit dem Vitamin B12 verbandelt ist, nehmen wir mit Weizenkeimen auf, außerdem mit grünem Blattgemüse, Salat, Geflügel- und Schweineleber und Bierhefe.

• Wenn Sie ständig nervös und reizbar sind, kann das auf einen Mangel an Niacin hinweisen. Dieser Stoff (er heißt auch Nicotinamid oder B3) gilt als „Gehirn-Vitamin“ obwohl es kein Vitamin im eigentlichen Sinne ist. Niacin ist enthalten in magerem Fleisch, Hühnerleber, Fisch, Milch, Eier, Bierhefe, Weizenkleie, Vollkornprodukte.

• Vitamin C (in Paprikaschoten, schwarzen Johannisbeeren, Petersilie, Brokkoli, Rosenkohl, Zitrusfrüchten und anderem frischem Obst und Gemüse) und hochwertige Pflanzenöle fördern die Aufnahme der Nährstoffe im Nervenstoffwechsel. Deshalb ist es wichtig, die Mahlzeiten mit möglichst viel einfach ungesättigte Fettsäuren, wie etwa Oliven-, Sonnenblumen- oder Erdnussöl, zu ergänzen, plus Vitamin E (Alpha-Tocopherol), das in Geflügel, Meeresfrüchten, Weizenkeimen und gekochtem grünem Gemüse enthalten ist. In der Kombination bilden beide Stoffe eine „Doppelbarriere“ gegen den Herzinfarkt, wie jüngst amerikanische Herzforscher nachgewiesen haben.

• Mit einer halbe Tasse Getreide-Müsli aus Roggen, Weizen, Hafer, Gerste, Dinkel, Buchweizen geben Sie ihren Nerven das nötige Kraftfutter, um körperliche und geistige Fitness zu erhalten.

• Als Nahrungsergänzung: Magnesium schützt vor Herzinfarkt und Angina Pectoris. Außerdem erhöht es die Toleranzgrenze gegen Stress und Lärm, verbessert die Konzentration und sorgt für „Nerven wie Drahtseile“. Deshalb besonders in wetter-stressigen Phasen täglich 300 Milligramm dieses Turbo-Kraftstoffs für Herz und Hirn zuführen. Natürliche Magnesiumquellen sind manche Mineralwässer, Fleisch, Vollgetreide, Bierhefe, Weizenkeime, Nüsse, Bananen, Kartoffeln und Blattgemüse.

• Weitere Nahrungsergänzung: Zink, das die Prozesse im Körper kontrolliert und für die Gehirnfunktion wichtig ist. Ist in Rindfleisch, Lammkoteletts, Schweinelenden, Weizenkeimen, Bierhefe und Eiern vorhanden. Auch als Kombinationspräparat mit Vitamin C, Magnesium und Vitaminen aus dem B-Komplex zu haben.
• Trinken Sie in „unruhigen Zeiten“ keinen Kaffee oder schwarzen Tee. Das könnte Sie noch kribbeliger machen.

Angenehm entspannen:
• Hier erweisen sich insbesondere Atemübungen, Autogenes Training und Yoga als brauchbare Techniken, um den nervösen Überreaktionen vorzubeugen oder sie in den Griff zu bekommen.
• Setzen Sie sich mit leicht gespreizten Beinen bequem auf einen Stuhl, legen Sie die Arme locker auf die Oberschenkel und lassen Sie den Kopf nach vorne fallen. Verharren Sie in dieser „Droschkenkutscherhaltung“ eine Weile und atmen Sie dabei tief und gleichmäßig. Denken Sie an nichts als an die Absicht, sich entspannen zu wollen.

Gut zu wissen:
Kräutertees sind auf lange Sicht viel gesünder als und auch wirksamer als manche Nerven-Pillen. Wechseln Sie öfter mal die Teemischung, dann wirken die Inhaltsstoffe am besten.

Plötzliche Schmerzattacken

Mit bohrenden, ziehenden, stechenden oder beharrlich an- und abschwellenden Schmerzen kündigen sich bei manchen wetterempfindlich reagierenden Menschen die nächsten Tiefausläufer an. Für die mitunter nur Sekunden dauernden Schmerzattacken, die sogar in nicht mehr vorhandenen Körperteilen wahrgenommen werden („Phantomschmerzen“), ist das Wetter jedoch nicht

ursächlich verantwortlich. Es löst lediglich die peinigende Reaktion aus, indem es, bei Föhn zum Beispiel, auf gewisse Nerven einen Reiz ausübt. Dabei kann der gesamte Körperbereich, der von dem Nervenstrang versorgt wird, wehtun. Die Nerven reagieren besonders empfindlich, weil sie oftmals schon vorher auf andere Weise in Mitleidenschaft gezogen wurden, etwa durch chronische Infektionen, Entzündungen, Narben oder Stoffwechselstörungen. Bei den meisten – medizinisch als Neuralgie bezeichneten – Nervenschmerzen lassen sich organische Ursachen allerdings nicht ermitteln.
Weit verbreitet ist die so genannte Trigeminus-Neuralgie. Betroffen ist der „Drillingsnerv“, der mit seinen weit verzweigten Ausläufern alle wahrnehmenden und empfindenden Organe und Gewebe des Gesichts versorgt, die ihre Impulse über ihn zum Gehirn leiten. Auch der Ischias-Nerv, der von der unteren Wirbelsäule über das Gesäß auf der äußeren Seite der Oberschenkel bis in den Fuß zieht, spielt den Wetterempfindlichen oft übel mit.

Kleine Kneipp-Kur:

- Bei Gesichts-Neuralgie: Kalte Gesichtsgüsse oder heiße Gesichtsdämpfe mit Fichtenöl oder Kamille ohne nachfolgende Kaltanwendung, je nachdem, was Sie angenehmer empfinden.
- Bei Ischias: Heiße Lehmwickel, mehrmals täglich Wechselsitzbäder oder ansteigende Fuß- oder Halbbäder nehmen.
- Bei Narbenschmerzen: Wechselduschen mit anschließender sanfter Massage.
- Lindern Nervenschmerzen jeder Art: Wärmepackungen mit einem heißen Heublumensack.

Bewährte Hausmittel:

- Zerstampfte, heiße Kartoffeln in ein Tuch wickeln und auf die schmerzende Stelle legen.

- Einreibungen mit Eukalyptus-Öl und zerquetschten Knoblauchzehen, mit Fenchel-, Kampfer-, Majoranöl, Melissengeist oder Pfefferminz- oder Rosmarinöl.
- Schmerzende Narben mit Ringelblumenschmalz oder Johanniskrauttinktur leicht massieren.
- Bei Ischias die schmerzenden Körperpartien mit Franzbranntwein einreiben und ein heißes Tuch darüber legen.
- Trinken Sie Brennnessel-Tee! In den Blättern der Heilpflanze steckt das Gewebshormon Serotonin. Dieser hochwirksame Naturstoff hat unter anderem eine schmerzlindernde Wirkung. Auch der Tee aus der südafrikanischen Teufelskrallenwurzel kann Schmerzen lindern.

Teufelkralle gibt es in der Apotheke auch als Kapsel, Tablette oder Salbe.

- Eine kribbelige Angelegenheit: Bei Ischiasschmerzen das Bein an einen Ameisenhaufen halten und von den Tierchen tüchtig Ameisensäure einspritzen lassen. Die gleiche Wirkung lässt sich auch mit Ameisengeist aus der Apotheke erzielen.

Homöopathische Mittel:

- Wichtigstes Mittel ist Aconitum napellus D6. Außerdem geeignet: Mezereum D6, Calcium phosphoricum D6.
- Bei Narbenschmerzen: Arnica D3, Graphites D6, Magnesium phosphoricum D6.
- Bei Trigeminusneuralgie: Capsicum D4, Gelsemium D3, Spigelia D3 oder Verbascum D2.
- Bei Ischias: Bryonia D2 und Nux vomica D2.
- Wenn elektrische Schmerzen durch die Gliedmaßen ziehen: Zincum valerianicum D3.
- Bei reißenden Gliederschmerzen eventuell „Quaddeln" (beim Arzt oder Heilpraktiker) mit Rhus toxicodendron oder frühzeitige Injektionen von Arnika/levisticum comp. D3 bis D6.

Heilende Punkte:

• Drücken Sie die Schwimmhaut zwischen Daumen und Zeigefinger, möglichst stark einige Male hintereinander. Das hebt nachweislich die Schmerzschwelle an und bewirkt, dass wesentlich mehr schmerzlindernde Endorphine freigesetzt werden.

• Die wichtigsten Punkte gegen Ischiasschmerzen liegen auf dem Rücken und den Beinen: In der Hautfalte direkt unterhalb des Gesäßes, in der Mitte der Kniekehlen und in der Mitte zwischen dem äußeren Knöchel und der Ferse.

Wenn Sie die Punkte durch kurzes und festes Drücken gefunden haben, brauchen Sie danach nur noch leicht mit dem Finger auf die jeweilige Stelle zu klopfen, etwa dreißig Sekunden lang. Beginnen Sie mit dem Punkt, der am heftigsten auf die Schmerzen reagiert.

• Um Narben- und Amputationsschmerzen zu lindern, gibt es verschiedene Akupressur-Stellen. Am leichtesten zu finden: Die Ohrläppchen. Greifen Sie mit Daumen und Zeigefinger danach und drücken Sie fünfmal hintereinander fest zu. Das ganze mehrmals am Tag. Sollte kurzzeitig ein dumpfes Gefühl zurückbleiben, ist das der Beweis dafür, dass Sie es richtig gemacht haben.

• Die Ohrläppchen sind auch ein „Angriffspunkt“ bei der Trigeminus-Neuralgie, nur kommt es diesmal auf den hervorspringenden harten Wulst an, der oberhalb des Ohrläppchens zu tasten ist. Er muss ebenfalls fünfmal hintereinander fest mit Daumen und Zeigefinger gepresst werden.

Manchmal reicht es schon, nur die vom Schmerz betroffene Seite zu akupressieren.

Gesund ernähren:

• Bei schleichenden Immunreaktionen werden Entzündungssubstanzen freigesetzt, die übers Blut ins Nervensystem gelangen und dort die Reizungen, Schmerzen und Spannungen begünstigen. Deshalb kann es zweckmäßig sein, bestimmte Nährstoffe ganz zu meiden, wie Süßigkeiten, Brot, Fleisch, Wurst, Dosengerichte, Alkohol und stattdessen viel basische Nahrungsmittel zu konsumieren: Wie Gemüse, Kartoffeln, Wassermelonen, Sauermilchprodukte.

- Bereichern Sie Ihren Speiseplan mit Hüttenkäse, Milch, Fisch, Puter, Bananen, getrocknete Datteln und Erdnüssen – sie sind natürliche Quellen für Tryptophan, jene essentielle Aminosäure, die zusammen mit Vitamin B6 (Niacin) und Magnesium im Gehirn gebraucht wird, um Serotin herzustellen.

Trypthophan kann die Schmerzempfindlichkeit verringern – und ist ganz nebenbei auch noch ein natürliches Mittel gegen Depressionen, Angst und Stress.

- Als Nahrungsergänzung zu empfehlen: Sämtliche Vitamine des B-Komplexes sowie Lezithin (als Haifischöl-Kapseln), diese Stoffe sind für die Nervenfunktion wichtig, ebenso Kalzium, das die Ausschüttung körpereigener „Schmerzstoffe“ dämpft.

Angenehm entspannen:

- Autogenes Training, Yogaübungen, gezielte Atemtechniken oder verschiedenen Formen der Autosuggestion bringen bei Schmerzen oft unverhoffte Erfolge.

Gut zu wissen:

Denken Sie bitte daran, dass der Schmerz ein Warnsignal ist, dass irgend etwas im Organismus nicht in Ordnung ist. Finden Sie sich nicht mit chronischen Schmerzen ab. Mittel zur Schmerzlinderung wirken nur symptomatisch. Sie unterdrücken das Krankheitszeichen, ändern jedoch nichts an der Ursache.

Wenn Sie schon längere Zeit immer wiederkehrende Schmerzattacken plagen, wenden Sie sich am besten über den Hausarzt an die Schmerzambulanz einer größeren Klinik. Dort kann man Ihnen auf verschiedene Weise helfen.

Müde, erschöpft und abgeschlagen

Wenn Sie sich schlapp und lustlos fühlen, sobald am Horizont erste Federwölkchen auftauchen, die einen Wetterumschwung ahnen lassen, sollten Sie in dieser Zeit weder körperliche noch geistige Arbeiten verrichten, die besondere Aufmerksamkeit erfordern. Denn Müdigkeit beeinträchtigt das Denkvermögen und die Konzentrationsfähigkeit. Bei einem herannahenden Tiefdruckgebiet kommt es nachweislich häufiger zu Unfällen im Straßenverkehr, im Haushalt und in den Betrieben.

Kleine Kneipp-Kur:

- Nehmen Sie schon morgens ein heißes Vollbad, dem Sie Rosmarin zusetzen. Die Inhaltsstoffe wirken anregend und belebend.
- Auch der Duft, der dem Lavendelöl entströmt, regt allgemein an, stärkt und beruhigt zugleich das Nervensystem. Erproben Sie zur Abwechslung auch mal Auszüge von Basilikum, Eukalyptus, Fichtennadel, Geranien, Heublumen oder Kalmus.
- Die preiswerte Lösung: Schütten Sie ein Kilo Salz oder etwas Kräuteressig ins Badewasser. Das fördert die Durchblutung und vertreibt die Müdigkeit.
- Hilft auf die Schnelle: Von Kopf bis Fuß mit nassem Tuch abreiben oder kurzes „Wassertreten“ in der Badewanne.
- Abwechselnd heiß und kalt duschen. Reiben Sie danach die Haut tüchtig mit Franzbranntwein ein.

Bewährte Hausmittel:

- Zwei Esslöffel Hafersaft zum Frühstück einnehmen. Gibt's im Naturkostladen oder in der Apotheke. Hafer ist ein natürlicher Muntermacher.
- Drei Teelöffel Apfelessig mit einer Tasse voll Honig verrühren. Von dieser Mischung vor dem Schlafengehen zwei Teelöffel ein-

nehmen. Der hohe Gehalt an Kalium beseitigt Spannungen, geistige und körperliche Ermüdung, Gedächtnis- und Konzentrationsschwäche.

- Ein schneller Muntermacher: Ein achtel Liter frische Milch mit je einem Esslöffel Weizenkeimen, Lecithingranulat und Blütenpollen mit dem Saft einer Orange verquirlen und zwischen den Mahlzeiten trinken.
- Wirkt doppelt belebend: Pfefferminz-Milch. Einen Esslöffel getrockneter Pfefferminzblätter mit einem viertel Liter kochender Milch übergießen. Fünf Minuten ziehen lassen.
- Das bringt nicht nur müde Vegetarier auf die Beine:
Säfte aus Karotte + Zitrone, Sanddorn + Apfel, Hagebutte + Orange, Heidelbeere + Grapefruit, Tomate + Sellerie.
- Spezialmix für Feinschmecker: Pürierte Aprikosen + Möhrensaft + Haferkleie.
- Kraftstoff-Cocktail zum Frühstück: Orangensaft + Molke + Banane oder Erdbeeren + Haferkleie + Lezithin-Granulat.
- Die bequeme Lösung für Eilige: Öfter mal zwischendurch ein Glas Sauermilch trinken. Das hält bei Laune. Denn in der bekömmlichen Milch stecken reichlich Eiweiß, Vitamine und Mineralstoffe wie Kalzium und Phosphor.
- Auch das weckt die Lebensgeister: Saft von einer Orange, Grapefruit und Zitrone mischen und mit etwas Honig abschmecken. Diesen Vitamin-C-Cocktail mit leicht kohlensäurehaltigem Mineralwasser auffüllen.

Homöopathische Mittel:

- Bei allgemeinem Erschöpfungsgefühl: Gelsemium D10, Phosphorus D6, Calcium phosphoricum D3, Nux vomica D6.
- Bei Konzentrationsschwäche: Damiana Pentarkan oder Barium carbonicum D6.

Heilende Punkte:
• Der Akupressur-Punkt gegen Erschöpfung liegt in der Mulde, unterhalb der Kniescheibe, etwas seitlich nach außen. Drücken Sie mit dem Zeigefinger gleichzeitig am rechten und linken Bein auf diese Stelle.

Gesund ernähren:
• Um der Erschöpfung und Mattigkeit vorzubeugen, können Sie Ihren Körper mit gesunder Kost stärken. Stellen Sie Ihren Speiseplan so zusammen, dass er Milch- und Vollkornprodukte, Leber, Zitrusfrüchte, Fruchtsäfte, gemischten Salat und frisches Gemüse enthält. Diese Nahrungsmittel enthalten die Muntermacher-Vitamine B und C sowie die wichtigsten Mineralstoffe und Spurenelemente gegen Müdigkeit, nämlich Kalium, Kalzium, Eisen, Magnesium und Jod.

Angenehm entspannen:
• Wenn Sie mittags die Müdigkeit überfällt und Sie es in Ihren Tagesablauf einplanen können, machen Sie ruhig für etwa zwanzig Minuten ein Nickerchen. Wissenschaftlicher haben herausgefunden, dass man sich mit dem kurzen Mittagsschlaf neue Energie und Konzentrationskraft für den Rest des Tages holt.

Gut zu wissen:
Müdigkeit und Erschöpfung können Vorboten krankhafter Prozesse sein. Die meisten davon sind harmlos. Einige jedoch müssen ärztlich behandelt werden, so etwa Anämie, bösartige Tumoren, Myxödem (einer Schwellung bei Unterfunktion der Schilddrüse), Überfunktion der Schilddrüse, Zuckerkrankheit, Pilz- oder Wurminfektionen und chronische Erkrankungen der Nieren, der Leber, der Atemwege und des Herzens.

Um den erholsamen Schlaf gebracht

Wer übersensibel auf das atmosphärische Geschehen reagiert, kommt oft auch nachts nicht zur Ruhe. Viele Wetterfühlige können nicht einschlafen oder wachen nach kurzer Zeit wieder auf, sie wälzen sich oft stundenlang im Bett hin und her, bis sie endlich den Weg ins Traumland finden. Nicht selten fühlen sie sich dann am nächsten Morgen wie gerädert. Anderen fallen zwar abends die Augen vor Erschöpfung zu, sie wachen aber noch vor dem ersten Hahnenschrei wieder auf.

Kleine Kneipp-Kur:

- Bürsten Sie Arme und Beine kreisförmig immer in Richtung zum Herzen hin. Das trockene Massieren entlastet den Kreislauf und stabilisiert das vegetative Nervensystem.
- Waschen Sie sich anschließend mit kühlem Wasser ab oder nehmen Sie kurz ein lauwarmes Halbbad oder Vollbad.
- Falls Sie zu den „Warmfüßlern" gehören, finden Sie die nötige Bettruhe nach dem Wassertreten in der Badewanne, als „Kaltfüßler" sind dazu eher Wechselfußbäder am Abend geeignet.
- Bewährte Einschlafhilfen sind Bäder mit ätherischen Ölen wie Baldrian, Heublumen, Hopfen, Lavendel, Lindenblüten, Melisse oder Passionsblume.
- Eine Tasse Bienenhonig in warmer Milch verrührt dem Badewasser zugesetzt beugt unruhigem Schlaf auf milde Art vor.
- Schlüpfen Sie nach dem Bad ohne sich abzutrocknen gleich ins Bett. Das fördert die Hautdurchblutung und entkrampft das vegetative Nervensystem.
- Auch eine Möglichkeit: Ziehen Sie feuchte Wollsocken an und legen Sie sich damit ins Bett.

Bewährte Hausmittel:

- Ein süßer Schlummertrunk: Warme Milch mit Honig oder warmes Bier mit Honig.
- Zur Entspannung: Teemischung aus Bitterklee, Pfefferminze und Baldrian – oder eine Mischung aus Johanniskraut, Melisse und Enzian – langsam in kleinen Schlucken vor dem Zubettgehen trinken.
- Beruhigend und schlaffördernd wirkt auch Tee aus Baldrian, Hopfen, Melisse, Passionsblume oder Johanniskraut – je nachdem, welche Sorte Ihnen am besten schmeckt.
- Viele der Kräuter mit schlaffördernden Substanzen gibt es nicht nur als Tees, sondern auch als Tinkturen, Tropfen oder Aromaöle. Doch Vorsicht bei den Aromaölen: Nicht zuviel davon einatmen, es gibt sonst leicht Kopfschmerzen.

Homöopathische Mittel:

- Allgemeinmittel bei Schlafstörungen: Coffea Pentarkan.
- Bei Einschlafstörungen: Avena sativa D2, Passiflora incarnata D2, Zincum valerianicum D4.
- Bei Durchschlafstörungen: Cypripedium pubescens D6.
- Bei „Mondsüchtigkeit“: Argentum metallicum D30. Bei Neumond: Causticum Hahnemanni D6 oder Silicea D6. Bei Vollmond: Calcium carbonicum Hahnemanni D6. Bei zunehmenden Mond: Thuja D4.

Heilende Punkte:

- Alle Fingerspitzen nacheinander mit dem Daumen ganz leicht akupressieren, insgesamt etwa zwei bis drei Minuten lang.
- Mit beiden Händen um die Fersen greifen. Zwei Querfinger unterhalb des äußeren und des inneren Fußknöchels in Richtung zu den Fersen liegen die Druckpunkte. Möglichst an beiden Fersen gleichzeitig kräftig akupressieren.

• Besorgen Sie sich ein Akupressur-Pflaster, das abends aufs Handgelenk geklebt wird. Ein Kegel auf der Innenseite drückt auf den Herzmeridian am Handwurzelknochen, hilft über das vegetative Nervensystem beim Einschlafen.

Gesund ernähren:

• Stopfen Sie vor dem Zubettgehen nicht zuviel in sich hinein. Speisen, die wie Wackersteine im Bauch liegen, verhindern einen ruhigen Schlaf und bescheren Ihnen womöglich Alpträume.

• Verspeisen Sie Ihr Abendessen möglichst zwei bis vier Stunden vor dem Schlafengehen. Dann hat der Körper genug Zeit, den größten Teil der Nahrung zu verdauen. Gehen Sie aber auch nicht hungrig ins Bett. Ein süßes „Betthupferl“ ist hier immer noch das kleinere Übel.

• Essen Sie möglichst ab mittags kein Fleisch, Fisch oder Geflügel. Das erleichtert es dem Organismus, das Schlafhormon Melatonin zu bilden.

• Nehmen Sie stattdessen eine kohlenhydratreiche Abendmahlzeit ein. Es ist erwiesen, dass kohlenhydratreiche Nahrung eine beruhigende Wirkung hat. Mit Kartoffeln, Naturreis, Nudeln, Brot oder Gemüse zum Beispiel bekommt der Körper genügend Rohstoffe, um die Gehirnchemikalie Serotonin zu produzieren, aus dem die Zirbeldrüse in einem weiteren Schritt das Schlafhormon Melatonin herstellt.

• Serotonin steckt übrigens auch in Bananen. Außerdem enthält die krumme Frucht viele Mineralstoffe wie Eisen, Kalium, Magnesium und Fluor, sowie wichtige Vitamine wie C und E. Damit ist die Banane unschlagbar der ideale Zwischenimbiss für Wetterfühlige.

• Trinken Sie zu später Stunde keine Aufputschmittel wie Kaffee, Tee oder Cola-Getränke. Das darin enthaltene Koffein kann Sie bis zu acht Stunden wach halten.

Angenehm entspannen:

• Probieren Sie es mit dieser Mini-Massage, bevor Sie sich schlafen legen: Nehmen Sie im Bett den Schneidersitz ein, reiben Sie sich die Hände gut warm, massieren Sie dann kräftig die Lenden und anschließend den Nacken. Legen Sie sich danach ruhig und gelassen hin und schließen Sie die Augen.

• Mit autogenem Training und Meditationsübungen fällt es Ihnen leichter, die nötige Bettschwere zu erlangen.

• Einfache Suggestionsformeln wie „Ich bin ganz ruhig und schlafe tief und fest“ sind Balsam für die Seele.

• Beruhigende Klänge können Sie sanft in den Schlaf wiegen. (Einen Radiowecker entsprechend programmieren, damit sich Musik nach einer Weile von selbst ausschaltet.) Lesen Sie vor dem Einschlafen keine Horrorgeschichten und sehen Sie sich auch keine aufregenden Filme an. Die Spannung zehrt zusätzlich an den Nerven.

Gut zu wissen:

Es muss nicht allein an den ungünstigen Witterungsbedingungen liegen, wenn Sie mit dem Einschlafen, Durchschlafen und dem vorzeiten Erwachen Probleme haben. Genau genommen kann einem jede Krankheit die Nachtruhe rauben. Deshalb gilt auch hier: Wenn Sie anhaltend unter massiven Schlafstörungen leiden, sollten Sie sich ärztlich untersuchen lassen – um ganz sicher zu gehen, dass keine organische Ursache dahinter steckt.

Stimmung auf dem Tiefpunkt

Wenn der Wetterfühligkeit landläufig auch „Depressionen“ angelastet werden, dann ist damit meist eine vorübergehende „depressive Verstimmung“ gemeint. Das ist medizinisch betrachtet nicht dasselbe wie eine echte Depression, bei der seelisch Kranke keinen Weg sehen, sich selbst aufzurichten. Depressive Menschen fühlen sich nicht nur niedergeschlagen, sie haben auch keinen Appetit, sind übermüdet, schlafen schlecht und zeigen sich allgemein desinteressiert. Nicht selten hegen manche von ihnen Selbstmordabsichten. Bei einer derartigen Depression (die wie viele andere Krankheiten noch zusätzlich den Wettereinflüssen unterliegen kann), sollte eine Selbstbehandlung immer mit dem Therapeuten abgestimmt werden. Wenn Ihnen aber lediglich das Wetter die Laune verhagelt, Sie lustlos, niedergeschlagen und traurig macht – Sie folglich „nur" aufgrund einer vegetativen Schräglage stimmungsmäßig aus der Balance geraten sind, können Sie ohne weiteres versuchen, das mit den segensreichen Naturheilmitteln wieder ins Lot zu bringen.

Tipp: *Halten Sie sich stets vor Augen, dass es Ihnen „nur" deshalb nicht so gut geht, weil die Wetterkapriolen ihren Organismus aus dem Gleichgewicht bringen. Das macht es leichter, Angst und Spannungen abzubauen, die wegen der Beschwerden aufgetreten sind.*

Kleine Kneipp-Kur:

• Morgens und nachmittags kräftig Trockenbürsten, danach kalt abwaschen oder Duschen. Alternativ tagsüber kalte oder wechselwarme Güsse oder Armbäder nehmen.

• Probieren Sie es einmal mit diesem „Bürstenbad": Zehn Minuten warm Baden, zwei bis drei Minuten den Körper einer Bürste kräftig massieren, nochmals zehn Minuten Baden, dann kalt abwaschen oder duschen.

Bewährte Hausmittel:

• Um die düstere Stimmung zu vertreiben, ist Johanniskraut wohl das bekannteste unter den natürlichen Mitteln. Diese Gute-Laune-Pflänzchen hat die ungewöhnliche Eigenschaft, Lichtenergie aufzunehmen und dem menschlichen Körper zu Verfügung zu stellen. In vielen medizinischen Studien hat sich gezeigt, dass beispielsweise Johanniskraut-Extrakt in der Wirkung mit dem Effekt herkömmlicher Antidepressiva absolut vergleichbar ist.

Es hilft demnach nicht nur bei seelisch-nervösen Reizzuständen sondern auch bei leichten Depressionen. Und es kann noch mehr: Äußerlich angewendet ist es ein wertvolles entzündungshemmendes und heilendes Mittel. Das wundersame Gewächs gibt's als Tee, in Tropfen, Dragees oder Salben zu kaufen. Doch Vorsicht: Johanniskraut enthält photosensible Stoffe. Um Hautreizungen zu vermeiden, sollten Sie sich nicht der prallen Sonne aussetzen, wenn Sie das Mittel genommen haben.

• Auch das wirkt stimmungsaufhellend: Kräuterteemischung aus Lavendel- und Melissenblüten sowie Johanniskraut und Waldmeister.

• Weitere Heilpflanzen mit antidepressiver Wirkung, die sich in jedweder Form verwenden lassen: Baldrian, Damiana, Eisenkraut, Frauenschuh, Ginseng, Hafer, Helmkraut, Kolanuss, Lindenblüten und Rosmarin.

Homöopathische Mittel:

• Anacardium D6, Hypericum D3, Zincum valerianicum D3.

Heilende Punkte:

• Der wichtigste Depressionspunkt befindet sich oberhalb der Leber. Legen Sie morgens, während Sie noch im Bett liegen, die Hand auf den rechten Oberbauch und drücken sie zehn- bis fünfzehn Mal kurz und kräftig auf diese Stelle. Doch aufgepasst: Sollten Sie dabei einen dumpfen oder stechenden Schmerz empfinden, kann das ein Hinweis sein, dass mit der Leber etwas nicht in Ordnung ist. In diesem Fall umgehend einen Arzt aufsuchen.

Gesund ernähren:

• Der Körper braucht im Großen und Ganzen die gleichen Nährstoffe, die wir bei der „Nervennahrung“ bereits vorgestellt haben. Auch bei Niedergeschlagenheit gilt: Die Mahlzeiten sollten Vitamine der B-Gruppe, insbesondere Vitamin B1, das aufs Gemüt wirkt, Vitamin C sowie Vitamin E (Alpha-Tocopherol) sowie Mineralstoffe, hier vor allem Zink, Magnesium und Kalzium enthalten.

Um ganz sicher zu gehen, dass der Körper ausreichend mit diesen lebenswichtigen Stoffen versorgt wird, ist es ratsam, zusätzlich Multivitamin- und Mineralstoffpräparate einzunehmen.
Speziell der Vitamin B1-Bedarf lässt sich aber auch gut mit Knoblauch, Petersilie und Schnittlauch decken.

• Streichen Sie versuchsweise für eine Weile Zucker und Kaffee von Ihrem Speiseplan. Man hat festgestellt, dass depressive Menschen sich wesentlich besser fühlten, wenn sie diese Genussmittel konsequent vermeiden. Wissenschaftler vermuten, dass eine zucker- und koffeinfreie Diät Serotonin und Dopamin beeinflussen, jene Neurotransmitter im Gehirn, die mit dem negativen Gefühlszustand in Zusammenhang gebracht werden. Der Entzug von Zucker und Koffein soll auf bislang noch unbekannte Weise die entgleiste Gehirnchemie wieder auf die Reihe bringen.

Angenehm entspannen:

• Sobald Sie das vage Gefühl haben, dass Ihre Seele auf einen grauen Tag zusteuert, können Sie mit Yoga oder Autogenem Training beizeiten gegenlenken.

• Eines der einfachsten und mächtigsten Mittel, Stimmungen zu beeinflussen, ist Autosuggestion: Sagen Sie sich voller Konzentration immer wieder, dass Sie sich wohl fühlen, dass Sie völlig entspannt und bei jedem Wetter guter Dinge sind. Etwa so: „Ich freue mich auf diesen Tag, denn geht mir fabelhaft“. Derart positive Suggestionen verankern sich in Ihrem Unterbewusstsein. Eine der gängigsten „Affirmationen“ lautet: „Es geht mit von Tag zu Tag, in jeder Hinsicht besser“. Mit dieser allgemeinen positiven Formel haben Sie so ziemlich alles abgedeckt, was an Widrigkeiten zu erwarten ist. Je gezielter Sie Ihre autosuggestive Energie einsetzen, umso eher kann Sie Ihre individuelle Situation verbessern.

Die effektivste Lösung: Ein Klimawechsel

Wenn sich trotz Ihres unermüdlichen Abwehrtrainings die Wetterfühligkeit bei jedem herannahenden Frontensystem hartnäckig zurückmeldet, kann Ihnen vielleicht eine Kur in einer eigens dafür eingerichteten Klinik, an einem heilklimatischen Sanatorium oder einem Kneippkurbad helfen.

Sollte Ihnen der Wetterstress an Ihrem Wohnort allerdings auf Dauer zu schaffen machen, hilft oftmals nur eine endgültige „Luftveränderung“. Manchmal reicht es schon aus, zwanzig Kilometer weit weg zu leben. Dem einen oder anderen geht es dagegen erst besser, wenn er sich in weiter Ferne ein neues Dach über dem Kopf sucht. Wer beispielsweise den Föhn im Alpengebiet nicht aushalten kann, muss unter Umständen hoch in den Norden ziehen, um dem Peiniger endgültig zu entkommen.
Ob es allerdings in Norddeutschland den Wetterfühligen insgesamt besser geht, weil die Wetterfronten schneller über das flache Land hinweg ziehen und sich dabei abschwächen, ist nicht gesagt. Gerade der Wechsel von Sonne und Regen setzt manchen Zeitgenossen besonders zu. Reizarme Gebiete mit gleichmäßiger,

Bevor Sie verreisen...
sollten Sie unbedingt an die klimatischen Verhältnisse vor Ort denken. Jeder abrupte Wechsel von einem Klima ins andere, wie er sich beispielsweise bei einer Flugreise aus unserem kühlen Norden ans Mittelmeer oder in die Tropen ergibt, belastet den wettergestressten Organismus zusätzlich.

wenig belastender Witterung sind Ostbayern, Mittel- und Oberfranken, die Oberpfalz, das östliche Brandenburg und Sachsen. Ganz allgemein gilt, dass die waldreichen **Mittelgebirge** die besten Voraussetzungen bieten, um den schädigenden Einflüssen des Klimas zu entgehen. In Deutschland ist das der Raum zwischen der norddeutschen Tiefebene und dem Alpenvorland. In dieser waldreichen Gegend ist die Sonneneinstrahlung nicht allzu intensiv. Auch die Luftfeuchtigkeit ist geringer als in Flusstälern, wo die schwüle Luft Menschen mit Herz- und Kreislauf-Beschwerden zu schaffen macht.

Das Mittelgebirgsklima ist ein ausgesprochenes Schonklima, das entlastend wirkt und den ganzen Organismus stimuliert. Leichte Kreislaufschwächen und allgemeine Erschöpfungszustände lassen sich hier gut regulieren. Auch Menschen mit rheumatischen Beschwerden, organischen Herz- und Gefäßleiden, Überfunktion der Schilddrüse sind in den Mittelgebirgen in einer Höhe von vierhundert bis achthundert Metern klimatisch am besten dran.
Darunter ist man dem Wettergeschehen stärker ausgesetzt, über achthundert Metern beginnt bereits das Reizklima. Das ist zwar für bestimmte Kuren ideal, für den Daueraufenthalt von Wetterfühlige aber höchst ungeeignet.

Auch die süddeutschen Talniederungen und Beckenlandschaften entlang des Rheingrabens haben ihre Tücken. Die Luft erwärmt sich stärker, das Flusswasser verdampft und steigt auf. Deshalb ist es zum Beispiel im Raum Karlsruhe, Freiburg, Düsseldorf, Mannheim und Frankfurt schneller schwül und neblig als andernorts.

Das **Hochgebirgsklima** in den bayerischen Vorbergen und dem bayerische Alpenland ist wegen seiner starken meteorologischen Reize – hier ist die Sonneneinstrahlung besonders intensiv, die Luft sehr trocken, der Luftdruck und der Sauerstoffgehalt vermindert – besonders günstig für Menschen mit Bronchialasthma, Heufieber, Stoffwechselstörungen, Gelenkentzündungen, Blutkrankheiten und Hautleiden wie Ekzem oder Akne.

Bevor Sie umziehen...
und wissen möchten, in welcher Gegend Sie mit Ihren Wetterbeschwerden am besten aufgehoben sind:
Lassen Sie sich von den bioklimatischen Beratungsdiensten beim Wetteramt ein individuelles „Wohnsitz-Gutachten" erstellen.

Das **Seeklima** im Norden, das die Küstengebiete und das schleswigholsteinische und niedersächsische Tiefland beherrscht, ist geprägt durch häufigen Wechsel von warmen und kalten Fronten, vielen Niederschlägen, großer Luftfeuchtigkeit und hohem Gehalt der Luft an Chlorid, Magnesium, Jod und anderen Spurensalzen.
Die tages- und jahreszeitlich bedingten Temperaturen schwanken in Küstengebieten und auf Inseln geringer. Im Winter ist es hier etwas wärmer und im Sommer etwas kühler. Dafür sind die Luftturbulenzen an der Küste stärker zu spüren.

Informieren Sie sich...
im Internet oder beim Wetteramt über die Klimaverhältnisse an Ihrem Wunschziel. So können Sie schon vor Ihrer Reise besser einschätzen, ob Ihnen das Klima dort bekommt. Die medizin- meteorologischen Beratungsstellen der Wetterämter verfügen über spezielle Bioklimakarten für Deutschland und den Mittelmeer-Raum sowie eine Weltklimakarte für alle bedeutenden Urlaubsgebiete.

Das Seeklima ist gut bei langwierigen Infektionen, bei Erschöpfungszuständen, Erkältungskrankheiten, Atemwegsbeschwerden, bei funktionellen Herz- und Kreislaufstörungen, Unterfunktion der Schilddrüse sowie bei Hautkrankheiten (wie Ekzem und Schuppenflechte). Wenn die Luftfeuchtigkeit extrem hoch und die Sonnenstrahlung sehr intensiv ist, ist das Seeklima für Menschen mit niedrigem Blutdruck und ältere Leuten mit hohem Blutdruck eher belastend. Außerdem: Die Seeluft am Wattenmeer und am offenen Meer wird nicht gleichermaßen gut vertragen. Es gibt Asthmatiker, die an der Nordsee regelrecht aufatmen, aber am Wattenmeer mit Anfällen zu kämpfen haben.

Klimatipps für wetterfühlige Urlauber

Neben den bereits genannten heimischen Klimazonen, die je nach Art der Beschwerden von Wetterfühligen unterschiedlich gut vertragen werden, ist das Mittelmeerklima besonders für Leute mit Bluthochdruck zu empfehlen – allerdings nicht in der heißesten Sommerzeit.

Einen Aufenthalt im Hochgebirgsklima sollte dagegen nur wagen, wer mit Herz und Kreislauf nicht allzu große Probleme hat. Denn es ist schon für den gesunden Organismus eine Strapaze, sich an das Höhenklima anzupassen. Oft dauert es Wochen, bis sich der Körper an die großen Höhen gewöhnt hat. Besonderes in größeren Höhen, ab zweitausend Meter etwa, beginnt es kritisch zu werden. Vor allem in den ersten Stunden muss mit Kopfschmerzen, Unwohlsein, Übelkeit, Atemnot und Husten gerechnet werden. Wer eine Herzschwäche hat oder unter Bluthochdruck leidet, muss in diesen Höhen besonders aufpassen.

Das Tote Meer mit seiner extrem salzhaltigen Luft und dem höchsten Salzgehalt des Wassers überhaupt ist das richtige Urlaubsziel für Menschen mit allergischen und chronischen Hautkrankheiten wie Neurodermitis und Schuppenflechte. Außerdem soll der hohe Anteil an Spurenelementen (wie Bromidien) stimmungsaufhellende Wirkung haben. Bei Reisen in kühlere Regionen wie Großbritannien, Island, Skandinavien oder an die Atlantikküste sollten lediglich Hypertoniker mehr oder weniger auf Schongang schalten.

Hochgradigen Wetterstress setzt sich dagegen aus, wer in Tropische Regionen reist, in die Karibik, Südsee, nach Südostasien, Afrika, südlich der Sahara, auf die Malediven oder nach Südamerika. Bis sich der Körper an das feuchte, heiße Klima akklimatisiert hat, sollten wetterfühlige Urlauber mindestens drei bis fünf Tage jede körperliche Anstrengung vermeiden.

Danach kann sich insbesondere das Klima an den Küstengegenden mit ihren geringen Temperaturschwankungen durchaus wohltuend auswirken: So etwa für Leute mit niedrigem Blutdruck, mit Muskel- und Gelenkbeschwerden. Dagegen sollten Bluthochdruckpatienten tunlichst eine andere Klimaregion auswählen.

Nicht zu unterschätzen: Der Temperaturstress

Die meisten Menschen empfinden sommerliche Wärme bei klarem Himmel und Sonnenschein als angenehm. Manchen von uns können sogar ausgedehnte Hitzewellen offenbar nichts anhaben. Kritisch wird es allerdings auch für robustere Naturen, wenn ein Tief feuchtwarme Luft heranführt, wenn es draußen nicht nur brütend heiß, sondern zudem noch unangenehm schwül ist, und die Nächte nicht die geringste Abkühlung bringen.

Warum Wärme nicht immer willkommen ist

In der heißen Zeit müssen Rettungsdienste oft Schwerarbeit leisten, weil mehr Menschen als sonst mit Schwächeanfällen und Herzversagen medizinisch zu versorgen sind. Unter ihnen auch jene, die sich beim ausgiebigen Bad in der Sonne einen lebensbedrohlichen „Sonnenstich" eingehandelt haben. (Warum zuviel Sonne unserer empfindlichen Körperhülle schadet, und weshalb es unserem Immunsystem nicht gut bekommt, wenn bei schönstem Sommerwetter die bodennahe Ozonkonzentration bedenkliche Werte erreicht, darauf kommen wir noch.)

Im Allgemeinen empfinden wir ein stabiles Hochdruckwetter, bei dem mittags die Umgebungstemperatur bei etwa 21 bis 24 Grad Celsius liegt und es nachts kühler ist, als behaglich. Klettert das Quecksilber auf höhere Werte, passt sich der gesunde Organismus automatisch den neuen Bedingungen an, indem er sein Kühlsystem auf Hochtouren laufen lässt.

Ein fast perfektes Kühlsystem

Um die Körpertemperatur auf nahezu 37 Grad stabil zu halten, sind Millionen von winzigen Schweißdrüsen unermüdlich damit beschäftigt, die Körperoberfläche zu befeuchten. Der Schweiß verdunstet und kühlt dabei die Hautoberfläche ab. Davon profitiert auch das unter der Haut in haarfeinen Äderchen (Kapillarnetz) fließende Blut, das wiederum den ganzen Körper kühlt.
Der körpereigene Regulationsmechanismus sorgt zudem dafür, dass sich die Blutgefäße nach Bedarf dehnen oder erweitern. So gelangt mehr warmes Blut aus dem Innern des Körpers zur Hautoberfläche und kann dort die überschüssige Wärme an die Umgebung abstrahlen.

Durch das Schwitzen können übrigens in einer Stunde bis zu mehreren Liter Wasser abgegeben werden. Das funktioniert allerdings nur so lange zuverlässig, wie der Körper die Flüssigkeit ersetzen kann. Abgesehen davon ist die Schweißproduktion recht müßig, wenn die Kleidung den Schweiß fast völlig aufsaugt und somit verhindert, dass sich der Körper abkühlt. Doch selbst auf bloßer Haut würde das Schwitzen nichts bringen, wenn die Luft um uns herum so feucht und bewegungslos ist, dass der Schweiß nicht mehr verdunsten kann.
Deshalb schaltet das biologische Thermostat (der Hypothalamus) zusätzlich die intensive Atmung im Kampf gegen die übermäßige

Wärme ein. Durch schnelleres Ein- und Ausatmen (Hyperventilation), das dem Hecheln eines Hundes ähnelt, verdampft die Flüssigkeit, was uns ebenfalls etwas Abkühlung verschafft.
Allerdings ist dieser Vorgang für den Körper ziemlich belastend, denn die verstärkte Atmung erhöht die Sauerstoffspannung in den Lungen und unterdrückt den Atmungsreiz.

Der Organismus schaltet auf Schongang

Bei hohen Temperaturen müssen all diese fein aufeinander abgestimmten Steuermechanismen Höchstleistungen vollbringen, um die Witterungsattacken unbeschadet zu überstehen. Doch das gelingt ihnen nicht immer. Wenn der Körper außergewöhnlich viel Schweiß absondert, erschöpfen sich nicht nur die körpereigenen Vorräte an Wasser, sondern es werden auch Stoffe mit ausgeschwemmt, die der Organismus dringend braucht. So zum Beispiel Natrium in Form von Kochsalz, Mineralsalze, Spuren von Ammoniak, Harnstoff, Harnsäure und flüchtige Fettsäuren, die den eigentümlichen Geruch verursachen.

Da Schwitzen durstig macht, neigt man dazu, noch mehr zu trinken, wodurch die Salzbestände noch weiter verdünnt werden. Wenn die Kochsalzreserven erschöpft sind, regt das Steuerzentrum im Gehirn zum Ausgleich die vermehrte Produktion von Kalium an. Diesen Mineralstoff brauchen die Muskel- und Nervenzellen, um auf Reize reagieren zu können. Zirkuliert jedoch zuviel Kalium im Blut, kann das den Herzmuskel schädigen. Der Körper versucht gegenzusteuern, indem er mehr Blutzucker produziert. Um mit der extremen Hitze fertig zu werden, schaltet der Organismus vorsichtshalber noch auf Schongang: Er vermindert die Spannung der Muskeln (Hypotonus), senkt den Blutdruck (Hypotonie) und macht das Blut schwerfälliger als sonst, es gerinnt viel schneller. Meist reduziert er auch den Grundumsatz, den Energieverbrauch also, der für alle Stoffwechselvorgänge wichtig ist. Gleichzeitig schüttet das Nebennierenmark Adrenalin und Noradrenalin aus. Beide Alarmhormone bewirken, dass der Körper trotz allem einigermaßen leistungsfähig bleibt. Außerdem bremst das Adreanalin die übermäßige Schweißbildung.

Schwüle strapaziert das vegetative Nervensystem

Für Menschen, die bereits einen niedrigen Blutdruck haben, werden die Hochsommertage oft zur Qual. Denn ihr Organismus ist oft nicht mehr in der Lage, den Blutdruck entsprechend zu verstärken. Meist sackt er obendrein noch weiter ab. Das führt dazu, dass „Hyp**o**tonikern" bei warmen Wetter schnell schwindelig wird, sie sind müde und können sich nur schlecht konzentrieren, oft bricht ihnen der kalte Schweiß aus, ihre Hände und Füße sind eher unterkühlt, manche haben Schmerzen in der Herzgegend.

Schwülheißes Wetter...
mit starker Luftfeuchtigkeit und hohen Temperaturen entsteht häufig durch ein Hochdruckgebiet, das eine hohe Sonneneinstrahlung zulässt, und durch südwestliche Winde, die feuchte Luftmassen heranführen. Manchmal bringt ein Zwischentief mit Regengüssen zwar eine kleine Abkühlung. Doch kaum zieht ein neues Hoch über uns hinweg, wird es wieder schlagartig schwül und heiß.

Wer zu hohen Blutdruck hat, so könnte man meinen, müsste folglich besser dran sein. Aber weit gefehlt. Die Hyp**er**toniker leiden nicht minder unter der Hitze. Sie peinigt schon morgens der Kopfschmerz, Schwindel, Ohrensausen, Herzklopfen sowie leichte Erregbarkeit sind bei ihnen an der Tagesordnung. Da stark erhöhter Blutdruck ohnehin behandlungsbedürftig ist, müssen sich die Hypertoniker gerade bei warmer Witterung besonders strikt an ihren Therapieplan halten.

Hitzewellen und schwülwarme Luft strapazieren das vegetative Nervensystem über alle Maßen. Die verminderte Leistungsfähigkeit und die Tonusabnahme des Körpers versetzen den Hitzegeplagten auch seelisch einen Dämpfer. Das kann zu der paradoxen Erscheinung führen, dass depressiv veranlagte Menschen eher bei strahlendem Sommerwetter Trübsal blasen als bei düsterem und nebligen Herbst- und Winterwetter.

Wie uns die Hitze zu schaffen macht

Unter ungewöhnlichen Hitzeperioden stöhnen nicht nur die besonders empfindsamen, sondern die meisten Bundesbürger – selbst diejenigen, denen Wind und Wetter normalerweise kaum etwas anhaben kann.
Außerordentlich gefährdet sind insbesondere Kinder, ältere Leute, geschwächte oder kranke Menschen. Bei ihnen ist der Organismus schnell überfordert und nicht mehr in der Lage, den Hitzestress genügend auszugleichen. Die Folge: Es kann zu mehr oder weniger lebensbedrohlichen Hitzeschäden kommen.

Hitzekollaps

Wer sich beispielsweise bei hohen Temperaturen körperlich sehr anstrengt ohne genügend kochsalzhaltige Flüssigkeit zuzuführen, und überdies zuwenig Schweiß verdunstet, kann einen Hitzekollaps (Hitzeerschöpfung) erleiden. Die typischen Anzeichen: Man ist schläfrig, schwindelig, erschöpft und ruhelos, der Kopf schmerzt, es ist einem übel. Wenn der Salzverlust recht groß ist, kommt es zu Hitzekrämpfen in den Beinen, den Armen, im Rücken oder im Bauch. Die Haut ist meist blass und feucht, der Atem wie auch der Puls geht schnell und flach. Manchmal muss sich derjenige erbrechen oder er fällt in Ohnmacht.

Hitzeohnmacht

Auch wer lange in der Hitze stehen muss, noch dazu in warmer Kleidung, kann in Hitzeohnmacht fallen. So mancher Gardesoldat vor dem Buckingham-Palast könnte davon ein Lied singen. Weil die Kleidung stark isolierend wirkt, staut sich die Körperwärme. Daraufhin erweitern sich die Blutgefäße, das Blut versackt. Gleichzeitig zieht das Stehen Blut in die unteren Extremitäten ab.
Für eine ausreichende Gehirndurchblutung bleibt da nicht mehr genügend übrig. Erste Anzeichen: Benommenheit, Schwindel, Übelkeit, niedriger Blutdruck und in der Regel erhöhte Körpertemperatur.

Hitzschlag

Wenn der Hitzekollaps nicht behandelt wird, kann es zum lebensbedrohlichen Hitzschlag kommen. Weil die körpereigene Wärmeregulierung dann völlig zusammenbricht. Die Körpertemperatur kann in solchen Fällen 41,5 Grad Celsius und mehr erreichen.
Hitzeerschöpfung und Hitzschlag sind also nicht dasselbe, obwohl sie die gleiche Ursache haben, nämlich übermäßiges Schwitzen bei starker Hitze und hoher Luftfeuchtigkeit.
Der Hitzeschlag ist daran zu erkennen, dass die starke Schweißproduktion, die beim meist vorausgehenden Hitzekollaps noch zu beobachten war, nun nachlässt oder völlig aufhört. Die Haut des

Betroffenen ist gerötet, trocken und heiß, sein Puls schlägt schnell und kräftig, sein Atem ist flach. Er ist verwirrt, sein Bewusstsein trübt sich bis hin zur Bewusstlosigkeit.

Sonnenstich

Der Sonnenstich ist eine nicht minder gefährliche Variante des Hitzschlags. Betroffen ist besonders das Gehirn. Denn verglichen mit den anderen Körperregionen bedeckt den Schädelknochen nur eine dünne Schicht von Muskel- und Fettgewebe, so dass die Sonnenenergie mit ganzer Kraft auf die Hirnzellen trifft.

Trockene Hitze...
kommt zumeist aus den Tropen oder strömt quer über den Kontinent zu uns. Wenn Hochdruck herrscht, der Himmel klar ist und die Sonnenstrahlen ungehindert mit aller Kraft den trockenen Erdboden erreichen, dann erwärmt sich die Luft noch mehr.

Diese Zellen verschlingen bereits bei normalen Temperaturen von allen Körperzellen den meisten Sauerstoff. Dieser Sauerstoffbedarf steigt mit der Außentemperatur rasch an. Hinzu kommt, dass das Gehirn bei Hitze schlechter durchblutet ist, weil viel Flüssigkeit ausgeschwitzt und das Blut dadurch zähflüssig wird.

Wenn die Sonne den Schädel zu lange und intensiv bestrahlt, kann die Hitzeeinwirkung nicht mehr ausreichend von innen kompensiert werden: es kommt zum Sonnenstich. Dabei schwillt das Gehirn an, es steht unter erhöhtem Druck und erhält zuwenig Nahrung in Form von Sauerstoff und Glukose. Der Betreffende ist unruhig, hat Kopfschmerzen, ihm ist übel, er muss sich womöglich erbrechen und sein Bewusstsein schwindet. Auffällig ist der hochrote, heiße Kopf und – anders als beim Hitzschlag – die kühle Haut. Kleine Kinder sind besonders gefährdet, weil ihre wenigen Haare die dünne Schädeldecke nicht genügend schützen können. Bei ihnen steigt die Körpertemperatur rasch an, dabei werden sie auffallend blass. Ohne jegliche Vorwarnung geht dann ein „banaler“ Sonnenstich in den gefährlichen Hitzschlag mit Kollaps und Bewusstlosigkeit über – was nicht selten als tiefer Schlaf verkannt – lebensgefährlich sein kann.

***Halten Sie sich an diese einfachen Faustregeln**, damit die heißen oder feuchtwarmen Tage für Sie recht angenehm verlaufen: Trinken Sie ausreichend, ziehen Sie sich nicht zu warm an, und vermeiden Sie jede körperliche Anstrengung.*

Hitzekrämpfe

Weit weniger dramatisch verlaufen Hitzekrämpfe, wenn sich die Muskeln bei schwerer Arbeit und strahlender Hitze schmerzhaft zusammenziehen, weil der Körper durchs Schwitzen zuviel Kochsalz verloren hat. Solche Hitzekrämpfe können für sich allein, aber auch bei einem Hitzekollaps oder Hitzschlag auftreten.

Hitzepickelchen

Recht harmlos sind im Allgemeinen die juckenden Hitzepickelchen (medizinisch: Miliaria rubra), die bei übermäßigem Schwitzen die Haut bedecken. Die winzigen roten Pünktchen übersäen meist die Körperpartien, an denen sich der Schweiß sammelt: an der Taille, am Oberkörper, unter den Achselhöhlen und in der Armbeuge. Meist platzen die gefüllten Bläschen nach kurzer Zeit und trocknen von alleine rasch ab.

Hitzebedingte Magen-Darm-Erkrankungen

Neben diesen sattsam bekannten Hitzeschäden, die unmittelbar darauf zurückzuführen sind, dass sich der Körper den hohen Temperaturen nur schlecht anpassen kann, gibt es noch andere gesundheitliche Störungen, die mit dem heißen Wetter zu tun haben. Zum Beispiel Magen-Darm-Erkrankungen, die von Krankheitserregern verursacht werden, die sich in der Nahrung befinden und sich bei warmer Witterung rasend schnell vermehren. Oft sieht man es den Lebensmitteln nicht an, dass sie schlecht sind. Sie riechen einwandfrei und schmecken gut. Trotzdem können sie Träger gefährlicher Keime sein, die Magenverstimmungen, Blähungen, Durchfall und Bauchkrämpfe verursachen.

So schützen Sie sich am besten vor großer Hitze

Fitnessübungen und kleine Kneipp-Kur:

• Wenn Sie etwas für ihre körperliche Fitness tun wollen, dann ist dafür frühmorgens und abends die beste Zeit, wenn es draußen etwas kühler ist. Aber auch dabei sollten Sie sich nicht zuviel vornehmen. Achten Sie auf Ihre Körpersignale und hören Sie rechtzeitig auf, wenn Sie ins Schnaufen oder Schwitzen kommen.

• Andererseits kann just das Schwitzen zur rechten Zeit ein probates Mittel sein, um sich gegen die hohen Temperaturen abzuhärten. So verstärkt beispielsweise regelmäßiges Schwitzen in der Sauna oder im Dampfbad auf natürliche Weise die Immunabwehr des Körpers. Die Hitze beschleunigt nicht nur den Kreislauf und verbessert die Durchblutung. Da durch den Wechsel von Aufwärmen und Abkühlen die Blutgefäße tüchtig trainiert werden, verträgt der Körper danach auch die Sommerhitze besser.

• Wenn Ihr Blutdruck zu niedrig ist und Ihnen bei warmen Wetter Probleme macht, dann hilft oft schon, sich morgens abwechselnd kalt und warm zu duschen.

• Ein Rosmarin-Kräuterbad wirkt rundum belebend. Deshalb sollte es auch nicht vor dem Schlafengehen genommen werden, sondern am frühen Morgen.

• Danach, solange es noch kühl ist, bringen fünf Minuten Gymnastik am offenen Fenster den Kreislauf vollends in Schwung. Doch überfordern Sie sich nicht, versuchen Sie bei schwülwarmem Wetter den Tag behutsam zu beginnen.

• Wenn die Witterung es wieder zulässt, sollten Sie Ihr kleines Fitnessprogramm noch um einige Anwendungen erweitern: Wassertreten, Kneippgüsse, Atemgymnastik und Schwimmen sind geradezu ideal, um die lästigen Beschwerden bei niedrigem Blutdruck in Schach zu halten.

• Wenn Ihnen im Liegen oder Sitzen schwarz vor Augen wird, stehen Sie behutsam auf und gehen Sie ein paar Schritte.

• Legen Sie von Zeit zu Zeit die Füße hoch, damit das Blut sich nicht in den Beinen staut.

• Sollten die Beine dennoch anschwellen, helfen Wickel aus Lehm (gibt's in der Apotheke) oder aus Quark. Dazu die eine oder andere Masse mit kaltem Wasser zu einem streichfähigen Brei verrühren und auf die geschwollenen Körperpartien auftragen. Einen kalten Lappen darüber legen und das ganze etwa zwanzig Minuten ziehen lassen.

• Bei zu hohem Blutdruck sind ansteigende Armbäder, kühle Waschungen, Teilgüsse und warme (aber keine heißen!) Kräuterbäder zu empfehlen.

Bewährte Hausmittel:

• Falls der Kreislauf unterwegs schlapp macht, hilft Rosmarin-Extrakt: Einfach zwanzig bis dreißig Tropfen des Pflanzenauszuges auf die Zunge träufeln.

• Wenn der Blutdruck in den Keller sackt: Trinken Sie Tee aus Rosmarin, Besenginster, Herzgespann, Maiglöckchenkraut oder Melisse. (Hiervon gibt es verschiedene Zubereitungen als Fertigmischungen zu kaufen.)

• Die wichtigsten Heilmittel bei Bluthochdruck sind: Buchweizen, Knoblauch, Lindenblüten, Mistel, Schafgarbe, Schneeball und Weißdornbeeren.

• Zu den Heilpflanzen, mit denen Sie ganz allgemein die Gefäße des Kreislaufsystems regulieren können, gehören Ingwer, Löwenzahn, Mate, Paprika, Rosmarin und Rosskastanie.

• Extrakte aus Ginkgo-Blättern können die Durchblutung ebenfalls verbessern.

Homöopathische Mittel:

• Bei niedrigem Blutdruck: Crataegus D4, Veratum album D3.

• Bei hohem Blutdruck: Arnica D3, Aurum D4, Barium carbonicum D4, Viscum album D4.

Heilende Punkte:

• Bei niedrigem Blutdruck: Akupressieren Sie mehrmals täglich die Innenseite des kleinen Fingers, direkt neben dem unteren Ende des Fingernagels, und zwar dreimal kurz hintereinander.

• Bei hohem Blutdruck: Pressen und ziehen Sie erst den linken, dann den rechten Mittelfinger dreimal hintereinander. Das ganze so an die fünfmal am Tag.

Gesund ernähren:

• Ideal ist, wenn Sie reichlich Flüssigkeit zu sich nehmen, bevor Sie sich der Hitze aussetzen. Gut sind ungesüßte Fruchtsäfte,

Mineralwasser, Früchtetees oder auch isotonische Getränke, die alle wichtigen Mineralien enthalten.

• Wenn Sie bereits ins Schwitzen gekommen sind, sollten Sie unbedingt darauf achten, dass Sie dem Körper nicht nur die Flüssigkeit sondern auch das damit verloren gegangene Natriumchlorid (=Kochsalz) wieder ersetzen. Denn das Salz sorgt dafür, dass der Nachschub an Flüssigkeit im Körper gebunden bleibt. Es ist also keinesfalls angesagt, nun literweise Leitungswasser zu trinken. Das würde das Blut lediglich verdünnen und dazu führen, dass die Flüssigkeit sofort wieder ausgeschwitzt wird. Wichtig ist vielmehr, das Natriumdefizit so rasch wie möglich auszugleichen. Zum Beispiel, indem Sie einen Salzhering essen.

• Darüber hinaus sollten Sie in der warmen Zeit auch darauf achten, dass Ihr Organismus genügend Kalium bekommt, das unter anderem den Wasser- und Elektrolythaushalt des Körpers reguliert. Aprikosen, Orangen, Vollkorn, Milch, Käse, Fisch, mageres Fleisch, Geflügel, Hefe, grünes Blattgemüse, Bohnen und Bananen enthalten viel von diesem lebenswichtigen Mineral.

• Wenn Sie selbst bei sommerlicher Hitze wenig Durst verspüren, sollten Sie Gemüse- und Obstsorten essen, die sehr viel Wasser und Mineralien enthalten, wie Melonen, Gurken, Zucchini, Radieschen, Salate, Papayas und Erdbeeren.

• Allenthalben wird auch davor gewarnt, eiskalte Getränke in sich hineinzuschütten, weil auch das auf den Magen schlagen kann. Andererseits sollen sich, neueren Studien zufolge, bei Ernährung mit frostiger Kost Magengeschwüre seltener bilden. Deshalb gilt auch hier: Wer ein Faible für Eiskreme und sehr kalte Erfrischungsgetränke hat, sollte eine robuste Verdauung haben, um sicher zu gehen, dass die erfrischende Labsal keine unangenehmen Folgen hat.

• Das beste Mittel, den sommerlichen **Magen-Darm-Beschwerden** vorzubeugen ist peinlichste Sauberkeit. Waschen Sie sich möglichst oft die Hände, bevor sie kochen, essen und nach dem

Besuch des stillen Örtchens. Spülen Sie Koch- und Essgeschirr sofort nach Gebrauch gründlich ab. Verwenden Sie nur frische Trockentücher, lassen Sie gebrauchte nicht herumliegen.
Schützen Sie die Nahrung vor Fliegen. Vermeiden Sie Menschen zu berühren, die unter Magenbeschwerden und Durchfall leiden. Trinken Sie kein abgestandenes Wasser sondern verwenden Sie Mineralwässer und Fruchtsäfte, die in geschlossenen Flaschen aufbewahrt wurde. Essen Sie möglichst nur industriell hergestellte Eiskreme, sie ist in der Regel ungefährlicher. Vorsicht mit dem Genuss von Milch, Fleisch, Fisch und Geflügel, rohem Gemüse und allem, was mit Rahm, Sahne oder Mayonnaise zubereitet ist, weil sich in ihnen die Krankheitserreger rasch entwickeln können.

Worauf es sonst noch ankommt:

- Falls Sie empfindlich auf hohen Temperaturen reagieren, ist es enorm wichtig, dass Sie sich langsam der Hitze anpassen. Suchen Sie sich ein schattiges Plätzchen und unternehmen Sie nichts, was Sie allzu sehr ins Schwitzen bringt.
- Tragen Sie bei schwülem Wetter nur Kleidung, die luftig, leicht und hell ist. Und sie sollte möglichst aus funktionellen Fasern bestehen, die Körperwärme und Schweiß nicht am Körper stauen. Die scheinbar kühl wirkende Seide ist dagegen bei Hitze nicht geeignet, weil der Stoff so feinmaschig ist, dass er eher isolierend wirkt und die Hitze staut.
- Ideal sind weite Kleidungsstücke, unter denen die Luft zirkulieren kann. Denn selbst die Naturfaser Baumwolle kann Schweiß nur bis zu einer bestimmten Menge aufnehmen. Wenn zuviel davon in das Gewebe eindringt, schließen sich die Poren, verkleben und weisen die überschüssige Feuchtigkeit ab.
- Schalten Sie Ihre Klimaanlage erst ein, wenn die Luftfeuchtigkeit sehr hoch ist. Ideal ist, wenn die Temperatur dann bei 24 Grad liegt und ein Ventilator dafür sorgt, dass die Luft genügend zirku-

liert. Noch besser ist, Sie versuchen ganz ohne Klimaanlage auszukommen. Denn wenn Sie sich erst einmal daran gewöhnen, in wohlklimatisierten Räumen der Hitze zu entgehen, trifft die schwülwarme Luft den Organismus wie ein Keulenschlag, wenn Sie wieder ins Freie kommen.

• Falls Sie der schwülen Witterung für ein paar Tage entfliehen wollen: Ein Aufenthalt in etwa 600 bis 1000 Metern Höhe ist äußerst günstig, vor allem für Menschen, die unter Herz-Kreislauf-Problemen leiden. Wer hingegen im Rhein-Main-Becken, in der Oberrheinebene, im Rheintal zwischen Bonn und Düsseldorf lebt, muss häufiger als andernorts mit schwülem Klima rechnen.

• Wenn Sie Ihrer Stadt nicht den Rücken kehren können, versuchen Sie sich möglichst viel in Parks und Grünanlagen aufzuhalten. Dort ist die Luft zwei bis drei Grad kühler als im Häusermeer.

Was zu tun ist, wenn's doch einmal passiert:

Wer einen **Hitzekollaps** erlitten hat, muss an einem kühlen Ort gebracht werden, die Füße sollten möglichst etwas hoch lagern, damit das Blut leichter zurückströmen kann. Ist der Betreffende noch bei Bewusstsein, sollte er langsam eine salzhaltige Flüssigkeit trinken. Falls er bewusstlos ist, muss er in eine stabile Seitenlage gebracht werden, bis er das Bewusstsein wiedererlangt. Dies geschieht meist nach wenigen Minuten, sobald das Gehirn wieder normal durchblutet wird. Danach sollte er ebenfalls eine salzhaltige Lösung (ein Teelöffel Salz auf ein Liter Wasser) in kleinen Schlucken trinken.

Beim **Hitzschlag** ist sofort ein Arzt zu alarmieren. Bis der Mediziner eintrifft, muss der Geschwächte an einem kühlen, ruhigen Ort mit erhöhtem Oberkörper, oder falls er bewusstlos ist, auf der Seite stabil gelagert werden. Er sollte entkleidet in ein kaltes, nasses Tuch gehüllt oder auf andere Art abgekühlt werden, bis die Körpertemperatur auf 38 Grad gesunken ist. Wenn rechtzeitig geholfen werden kann, erholt sich der Betreffende meistens voll

ständig. Ohne Behandlung gerät jedoch sein Kreislauf in einen so schweren Schock, dass die Nieren versagen und schließlich der Tod eintritt.
Dem **Sonnenstich** lässt sich oft schon durch eine einfache Vorsichtsmaßnahme entgehen: Einen leichten Hut aufsetzen, genug trinken, körperliche Aktivitäten drosseln. Bei Kopfschmerzen sofort in den Schatten legen, mit kühlen Umschlägen auf Stirn und Nacken.
Wer unter **Hitzekrämpfen** leidet, sollte Salztabletten lutschen oder eine schwache Kochsalzlösung trinken.
Da die entzündlichen **Hitzepickelchen** meist von alleine abklingen, ist es normalerweise nicht erforderlich, etwas dagegen zu unternehmen. Kühles Duschen oder Waschen der befallenen Hautpartien mit klarem Wasser kann den Juckreiz etwas lindern. Es sollten aber auf keinen Fall fetthaltige Cremes aufgetragen werden. Oft hilft auch ein leichter Puder, der den Schweiß aufsaugt und die Haut trocken hält.

Wenn Sie heftige Durchfälle quälen, weil Sie sich den „Magen verdorben“ haben, hilft zunächst, ein bis zwei Tage lang zu fasten. Legen Sie sich ins Bett, halten Sie die Füße warm und trinken Sie reichlich. Denn es ist ganz wichtig, dem Körper die verlorene Flüssigkeit und die Salze sofort zu ersetzen.
Trinken Sie während dieser Zeit viel ungesüßten Tee, zum Beispiel aus Kamille, Blutwurz oder Pfefferminze sowie kohlensäurearmes Mineralwasser. Da Knoblauch eine antibakterielle Wirkung hat, ist es ratsam, zusätzlich eine frische Zehe oder Knoblauch-Präparate einzunehmen. Beginnen Sie nach dem Fasten mit Haferschleim, geriebenen Äpfel und Zwieback erst kleine Portionen zu essen. Sollte der Durchfall nach ein bis zwei Tagen jedoch nicht zum Stillstand kommen, suchen Sie einen Arzt auf!

Der Kälte trotzen: Ganz schön unverfroren

Der Himmel zeigt sich von seiner düsteren Seite, wenn eine Kaltfront über uns hinweg zieht. Meist bläst uns ein zuweilen stürmischer Wind um die Ohren, den je nach Jahreszeit schauerartige Regen-, Graupel-, Hagel- oder Schneefälle begleiten. Solch ein trübes Wetter drückt besonders sensiblen Menschen nachhaltig auf die Stimmung, bereitet ihnen Kopfschmerzen, macht sie nervös und raubt ihnen den Schlaf. Kurzum: Kaltes Schmuddelwetter bringt so ziemlich die gleichen Missempfindungen mit sich, die auch bei Wetterwechsel und einer damit einhergehenden raschen Erwärmung auftreten.

Auch bei der Kälte kommt es nicht allein auf die absolute Temperatur an. Sondern auch hier wirkt sich wiederum aus, wie stark die einzelnen Wetterreize von dem abweichen, was der Organismus ohne weiteres verkraften kann. Der Wind kann hier beispielsweise eine gefährliche Rolle spielen. Je stärker er ist, umso kühler empfinden wir eine bestimmte Temperatur.
An kalten Tagen fühlen sich dann die meisten Leute am wohlsten, wenn sonniges Hochdruckwetter herrscht. Eine Hochdrucklage ist oft gleichbedeutend mit einer Schönwetterlage. Das ist freilich anders, wenn uns das Hoch im Herbst oder Winter eine „Inversion“ beschert, bei der die Temperatur in der Höhe zunimmt und uns in den Niederungen mit einer schmutzigen Dunstschicht umhüllt, die uns buchstäblich die Luft zum Atmen nimmt.
Belastend kann sich aber auch ein trockenes Kältehoch im Winter auswirken, das durch starke Auskühlung der bodennahen Luftmassen entsteht. Es bringt zwar sonniges, wolkenloses Wetter, dafür aber meist eisige „sibirische“ Kälte mit sich.

Warum es kalt und feucht wird

Beim winterlichen Hoch sinkt die Temperatur, während der Luftdruck in die Höhe schnellt. Ist der Boden schneebedeckt, kann die Temperatur extrem niedrige Grade erreichen.
Kalt und feucht ist die Luft, wenn ein Tief vorüberzieht. Ein Tief bringt fast ausnahmslos schlechtes Wetter. Zunächst wird es im Bereich der Warmfront des Tiefdruckgebietes wärmer und es regnet. Danach ist es vorübergehend freundlich und warm, bis schließlich die Kaltfront des Tiefs das Wetter beherrscht: Es ist regnerisch, sehr windig und kalt.
Kalte Luft kommt ihrem Ursprung nach aus dem Norden. Wenn bei anhaltend sommerlichem Wetter plötzlich kalte Luftmassen aus nordwestlicher oder westlicher Richtung heran rücken, so dass innerhalb weniger Stunden die Temperaturen fallen und der Luftdruck ansteigt, sprechen Meteorologen von „Kaltlufteinbruch". Im Sommer kühlt es oft nach heftigen Gewittern stark ab.
Ein „Kälteeinbruch" ist dagegen charakteristisch für den Winter, wenn die Temperatur innerhalb weniger Stunden abnimmt und der Wind auf Nordost dreht. Danach setzt meist frostiges Wetter ein.
Regelrechte „Kältewellen", bei denen das Quecksilber auf extrem niedrige Werte sackt, entstehen besonders im Winter, wenn sehr kalte Festlandsluft aus nordöstlicher Richtung heranströmt. Sie werden aber auch mit Schneeschauern eingeleitet, die maritime Polarluft aus Nordwesten mit sich bringen.

Wie der Körper auf Kälte reagiert

Es ist schon erstaunlich, wie gut der Mensch als Warmblütler in der Lage ist, seine Temperatur ziemlich gleich bleibend bei 37 Grad Celsius zu halten, obwohl die äußeren Temperaturen teils kräftig schwanken. Möglich macht das unser biologischer Thermostat im Gehirn, der Hypothalamus, wie wir bereits im ersten Kapitel (im Abschnitt „Wenn der Körper auf das Wetter reagiert“) gesehen haben. Diese an der Basis des Gehirns liegende Schaltstelle setzt die entsprechenden Mechanismen in Gang, um den Abweichungen entgegenzusteuern.

Wenn wir uns beispielsweise leicht geschürzt zu lange im Freien aufhalten, schaltet der Hypothalamus die innere Heizung ein, damit unsere Körpertemperatur nicht unter den Normalwert sinkt: Er regt zum einen (durch Übermittlung eines Hormons der Hirnanhangdrüse =TSH) die Schilddrüse an, vermehrt Thyroxin freizusetzen. Dieses Hormon trägt dazu bei, den Stoffwechsel anzukurbeln, Körperfett schneller in Energie umzuwandeln und somit innere Wärme zu erzeugen.

Zum anderen übermittelt der Hypothalamus der Skelettmuskulatur den Auftrag, zu zittern, sich also in schneller Folge anzuspannen und zu entspannen. Durch diese rhythmischen Muskelzuckungen wird ebenfalls ein entsprechender Prozentsatz innerer Wärme freigesetzt. Bei Kälte ziehen sich die kleinen glatten Muskeln in unserer Haut unwillkürlich zusammen und richten die feinen Haare auf. Diese „Gänsehaut“ ist ein Relikt aus grauer Vorzeit, als unsere Urahnen ihr Fellkleid aufplusterten, um sich warm zu halten. Gleichzeitig erhält das vegetative Nervensystem den Befehl, die Blutgefäße zu verengen, die zur Haut hinführen und in ihr verlaufen. Dadurch wird die Blutzufuhr gedrosselt, es gelangt weniger von dem kostbaren Saft an die Körperoberfläche um dort Wärme abzugeben und es fließt auch weniger abgekühltes Blut zurück. Den lebenswichtigen Organen im Körperinnern aber bleibt auf diese Weise die Wärme erhalten. Da sich der Gefäßwiderstand in den Arterien verengt, steigt der Blutdruck.

Andauernde Kälte schwächt das Abwehrsystem

Im Allgemeinen fühlen sich gesunde Menschen auch bei Minusgraden wohl, zumal bei kühleren Temperaturen die Unternehmungslust und Aktivität steigen. Wer dagegen körperlich oder seelisch mehr oder weniger angeschlagen ist, verträgt Kälte oft noch schlechter als Hitze. Das kann besonders für Herzkranke und Menschen mit Bluthochdruck gefährlich werden. Vor allem, wenn sich im weiteren Wetterverlauf zu den frostigen Temperaturen noch Regen, Nebel, Schnee und eisiger Wind gesellt.

Denn die allgemeine Funktionssteigerung des Organismus, die Herz und Kreislauf tüchtig ankurbelt, kann bei entsprechend disponierten Personen nicht nur Erregungszustände auslösen, sondern auch Herz und Arterien schädigen. Besonders ältere Menschen, deren Blutgefäße nicht mehr so elastisch auf den Temperaturstress reagieren, bekommen Probleme mit der Blutregulation. Wer zu Koliken neigt, muss bei kaltem Wetter ebenfalls mit Attacken rechnen. So hat sich gezeigt, dass Gallensteine mit Vorliebe bei niedrigen Temperaturen auf sich aufmerksam machen. Auch wer gelegentlich unter Krämpfen zu leiden hat, wie Epileptiker oder Menschen mit Angina pectoris (Herzkrämpfen), wird womöglich bei Kälte von einem Anfall überrascht.

Darüber hinaus hat sich gezeigt, dass es im Bereich von Kaltfronten häufiger zu Magenkrämpfen, Magenperforationen, Glaukomanfällen (Grüner Star), Embolien und rheumatischen Gelenkentzündungen (Polyarthritis) kommt. Abgesehen davon kann andauernder Kältestress die natürlichen Abwehrkräfte schwächen. Was dazu führt, dass der Körper sich nicht mehr selbst helfen kann, wenn Viren oder andere Übeltäter über ihn herfallen. Wie etwa Erkältungsviren, die in den geringer durchbluteten Schleimhäuten auf weniger Widerstand der Immunabwehr stoßen.

Was passiert, wenn die Thermoregulation versagt

Wer sich längere Zeit in zu dünner oder regennasser Kleidung der Kälte aussetzt, kann bereits bei Umgebungstemperaturen über Null Grad seine körpereigene Thermoregulation bedenklich überfordern.

Unterkühlung
Sinkt die Körpertemperatur bis auf 36 bis 34 Grad ab, fängt der Unterkühlte zu zittern an, er hat Schmerzen in den Armen und Beinen, der Puls ist leicht erhöht. Allmählich beginnen sich alle körperlichen und geistigen Vorgänge zu verlangsamen.

Ist die Körpertemperatur auf 34 bis 27 Grad gesunken, wird der Betreffende schwerfällig und reizbar, er ist verwirrt und benommen, er spricht zunehmend undeutlicher. Das Atmen fällt ihm immer schwerer, sein Herz schlägt langsamer und der Körper bekommt nicht mehr genügend Sauerstoff. Das Kältezittern hat aufgehört, ohne Schmerzen zu empfinden verliert der Unterkühlte langsam sein Bewusstsein.

Bei 27 Grad fällt er in tiefe Bewusstlosigkeit. Die niedrige Temperatur lähmt die Atmung, so dass die Lungen nicht mehr weiterarbeiten können. Es kommt zum Tod.

Erfrierungen
Muss der Mensch zu lange Temperaturen unter dem Gefrierpunkt aushalten - oder bei hoher Luftfeuchtigkeit Temperaturen von weniger als sechs Grad, riskiert er Erfrierungen. Besonders an den exponierten Teilen des Körpers kann es, wegen der gedrosselten Blutzirkulation, mit der der Körper sich davor schützt, dass er an der Oberfläche auskühlt, zu schmerzhaften Gewebeschädigungen kommen. Im Gewebswasser der Haut und in den Gewebszellen bilden sich Eiskristalle. Der betroffene Körperteil wird weiß und schmerzunempfindlich. Bedroht sind zunächst Nasenspitze, Ohren und Kinn, weil sie nur wenig Muskulatur und Gewebe aufzuweisen haben. Besonders kältegefährdet sind ebenso Finger und Zehen. Dies vor allem, wenn sie obendrein schlecht durchblutet werden, weil sie in zu engen Handschuhen oder Schuhen stecken.

So kann Ihnen die Kälte nichts anhaben

Kleine Kneipp-Kur:

• Trainieren Sie Ihre Gefäße, indem Sie regelmäßig heiß und kalt Duschen.

• Da Frostschäden durch Stoffwechsel- und Kreislaufschäden begünstigt werden, hilft vorbeugend, sich mit kalten Waschungen, Bädern, Wassertreten oder Barfuß gehen abzuhärten.

• Sollten Sie sich bereits Erfrierungen oder Frostbeulen geholt haben, kann Sauna hier heilsam wirken (ebenso wie bei anderen Beschwerden, die sich bei Kälte verschlimmern können, so etwa Rheumatismus, Durchblutungsstörungen oder Migräne). Doch Vorsicht: Bei Herzschwäche, sehr hohem Blutdruck und Nierenleiden ist von Saunagängen abzuraten. Im Zweifel: Ärztlichen Rat einholen.

• Falls die Kälte Ihren Blutdruck in die Höhe treibt: Halten Sie mit ansteigenden Armbädern dagegen, oder mit kühlen Waschungen,

Teilgüssen und warmen (aber keinen heißen!) Kräuterbädern.

- Wenn Sie eine innere Unruhe verspüren: Nehmen Sie ein warmes Vollbad, dem Sie einen Extrakt von Thymian oder Schafgarbe zugesetzt haben.
- Ein warmes Bad mit einem Aufguss aus Eichenrinde oder Ackerschachtelhalm oder Senfmehl kann die Frostschäden wohltuend mildern.

Bewährte Hausmittel:

- Halten Sie bei Kälte den Blutdruck mit diesen Heilmitteln in Schach: Buchweizen, Knoblauch, Lindenblüten, Mistel, Schafgarbe, Schneeball, Weißdornbeeren und Zwiebeln.
- Bei starkem Herzklopfen hilft ein Tee aus Baldrian, Helmkraut oder echtem Herzgespann.
- Falls es bereits zu leichten Erfrierungen gekommen ist, kann eine Teemischung aus diesen Kräutern den Heilungsvorgang innerlich beschleunigen: Bärlappkraut, Bockhornkleesamen, Kardobenediktenkraut und Stiefmütterchenkraut.
- Sind Frostbeulen noch geschlossen, helfen dünne Auflagen aus Paprika, geriebenem Meerrettich, Zwiebel oder Heilerde. Ebenso kann eine Salbe aus Holunderblättern oder eine Tinktur aus der Ingwerwurzel die Schmerzen lindern.

Heilende Punkte:

- Bei zu hohem Blutdruck: Pressen und ziehen Sie erst den linken, dann den rechten Mittelfinger dreimal hintereinander. Wiederholen Sie die Prozedur so an die fünfmal am Tag.

Homöopathische Mittel:

- Wenn der Blutdruck zu sehr ansteigt: Arnica D3, Aurum D4, Barium carbonicum D4, Viscum album D2.
- Bei Kälteempfindlichkeit: Dulcamara D6, Rhus toxicodendron D12, Hepar sulfuris D12, Spigelia D12, Silicea D12.

• Schmerzen bei Frostschäden: Abrotanum D4, Agaricus D12, Petroleum D3.

Gesund ernähren:

• Bevorzugen Sie Nahrungsmittel, die viel Kohlenhydrate, möglichst in Form von Stärke enthalten (wie Brot, Nudeln, Kartoffeln und Reis), um bei kühlem Wetter einer etwaigen Übererregung entgegen zu steuern.
• Verzichten Sie aus dem gleichen Grund auf koffeinhaltige Getränke. Weichen Sie auf andere warme Getränke aus, wie Kräutertee oder Ersatzkaffee.
• Nehmen Sie aber nicht mehr Nahrung zu sich, als zu anderen Zeiten.
• Bevorzugen Sie fett- und kohlenhydratreiche Speisen, wenn Sie sich längere Zeit in extrem kalter Umgebung (etwa im Winter im Hochgebirge) aufhalten.

Was Sie sonst noch tun können:

• Da alle automatisch ablaufenden Körperreaktionen auf Kälte vom Hypothalamus gesteuert werden, ist nahe liegend, dass hierbei auch das psychologische Moment mitspielt. Deshalb der Rat von Psycho-Experten, man solle sich in kalten Zeiten ein paar warme Gedanken machen. Denn wer an Wärme denkt, so die einleuchtende Folgerung, dem wird auch nicht sehr kalt werden...
Hier noch ein paar handfestere Tipps:
• Schützen Sie sich vor klirrender Kälte, indem Sie mehrere Kleidungsstücke übereinander tragen, damit zwischen den einzelnen Stoffen isolierende Luftpolster entstehen. Die halten Sie schön mollig warm.
• Achten Sie darauf, dass Sie unter Ihrer kleidsamen „Frostschutzhülle“ nicht ins Schwitzen kommen, denn dadurch verliert man zusätzliche Körperwärme.
• Bei kühler und feuchter Witterung ist warme und zugleich was-

serdichte Kleidung günstig, weil man damit trocken bleibt. (Denken Sie bitte daran: Zu Unterkühlung kann es auch bei Temperaturen über null Grad kommen!)

• Wärmen Sie sich mindestens zwei Stunden lang auf, wenn es Ihnen unangenehm kalt war.

Wichtige Tipps für den wetterfühligen Alltag

Versuchen Sie herauszufinden, wie Sie auf bestimmte Wetterlagen reagieren. Dann können Sie an den Risikotagen besonders auf der Hut sein. Vermeiden Sie schwierige Arbeiten, die Ihre volle Konzentration erfordern, seien Sie besonders aufmerksam, wenn sie hinter dem Steuer sitzen, nehmen Sie bei Föhnwetterlage möglichst nicht an wichtigen Leistungstests teil.
Und das ist wichtig: Sprechen Sie mit Menschen, mit denen Sie tagtäglich zusammen sind, darüber, wie Sie auf das Wetter reagieren. Es fällt oft leichter, sich auf den anderen einzustellen und mit ihm auszukommen, wenn man weiß, wie er sich fühlt.

• Wenn Sie für Frostbeulen anfällig sind, sollten Sie bei wechselhaftem, nasskaltem Wetter stets Hände und Füße warm einpacken und die Ohren schützen.

• Halten Sie bei Frostwetter den Brustkorb warm. So vermeiden Sie Kältestress fürs Herz.

• Ziehen Sie bei großer Kälte eine warme Mütze an, damit nicht allzu viel Wärme über den Kopf verloren geht. Denn der Körper stellt sich bei Kälte automatisch darauf ein, das lebenswichtige Gehirn auf Kosten weniger notwendiger Gewebe mit Blut zu versorgen. Das hat den Vorteil, dass selbst wenn Nase und Ohren stark in Mitleidenschaft gezogen sind, die Temperatur im Gehirn annähernd gleich bleibt. Wenn Sie Ihr Gehirn warm halten, hat der Körper folglich noch genügend Wärme für die Finger und Zehen übrig.

- Atmen Sie möglichst durch die Nase, so kann sich die Luft auf dem längeren Weg bis zur Lunge besser erwärmen.
- Legen Sie bei Minusgraden einen Schal um Mund und Nase. Die so eingeatmete Luft ist schon etwas vorgewärmt.
- Trinken Sie keine alkoholhaltigen Getränke, bevor Sie in die Kälte hinausgehen. Denn der Alkohol erhöht die Kälteabgabe des Körpers.

Erste Hilfe bei leichten Erfrierungen:

- Wenn Sie im Freien feststellen, dass Sie Erfrierungen haben, wickeln Sie den betroffenen Körperbereich sofort in ein warmes Kleidungsstück ein.
- Stellen Sie erst in der guten Stube fest, dass bestimmte Körperteile vor Kälte „taub" geworden sind, betupfen Sie die Stellen behutsam mit einer verdünnten Lösung aus Kampfer (fünf Tropfen auf ein Glas Wasser).
- Falls Sie schon einmal leichte Erfrierungen an Händen oder Füßen hatten, sollten Sie die Gliedmaßen regelmäßig bewegen, um den Blutkreislauf anzuregen.
- Bei **Erfrierungen ersten Grades**, wenn die Haut blass und blaurot gefleckt ist, muss der betroffene Abschnitt des Körpers mit warmen Wasser erwärmt werden. Die Haut beginnt sich daraufhin zu röten, zu jucken und leicht zu schmerzen.
- Bei **Erfrierungen zweiten Grades,** bei der erst Gefühllosigkeit eintritt und sich dann Blasen bilden, müssen die beschädigten Körperstellen mit einem sterilen Tuch bedeckt, gepolstert und womöglich geschient werden. Im Krankenhaus wird die Erfrierung weiter behandelt.

• Bei **Erfrierungen dritten Grades**, wenn die Haut hart, fahl, kalt und absolut gefühllos ist, muss der Betreffende sofort ärztlich versorgt werden. Wenn das im Notfall nicht möglich ist, darf der gesamte Körper nur behutsam erwärmt werden, mit Decken oder Wärmflaschen.

Und das ist wichtig zu wissen: Auf keinen Fall darf das erfrorene Gewebe, wie es hier und da noch empfohlen wird, mit Schnee eingerieben oder mit kalten oder heißem Wasser aufgetaut werden. Bei Erfrierungen ist stets der ganze Körper zu erwärmen, nicht nur der betroffene Abschnitt. Dabei darf das Wasser anfangs Raumtemperatur haben und langsam ansteigend, aber niemals über die Körpertemperatur hinaus erwärmt werden.

• Bei einer **Unterkühlung** muss der Körper sofort wiedererwärmt werden. Das sollte nach Möglichkeit unter ärztlicher Kontrolle erfolgen, weil es dabei leicht zu Atem- und Kreislaufstörungen kommen kann. Der Unterkühlte darf nicht durch Bewegung erwärmt werden, sondern muss ruhig und starr in Flachlage gerettet und schnellstmöglich in ein Krankenhaus transportiert werden, sonst droht ihm der Bergungstod. Denn durch jede Bewegung, selbst schon durch das Kippen in die Vertikale, fließt kaltes Blut in das Innere des Körpers, also auch zum Herzen, wo ein abrupter weiterer Temperaturabfall gefährliches Kammerflimmern auslösen kann.

Ist kein Arzt zur Stelle, muss man den Unterkühlten in Decken, Wärmeschutzfolien oder einem vorgewärmten Bett aufwärmen lassen. Wenn der Betroffene bei vollem Bewusstsein ist, sollte er warmen, stark gesüßten Tee, aber niemals Alkohol trinken. Denn der erweitert die peripheren Arterien, Blut strömt hinein und die Auskühlung wird beschleunigt. Die Gliedmaßen dürfen bei dem Unterkühlten nicht warm gerubbelt werden. Bei einer leichten Unterkühlung reicht es oft schon, den Kopf zu bedecken (über den man bis zu einem Fünftel der Körpertemperatur verliert) und etwas Warmes zu trinken, um seinen Zustand zu verbessern.

Wird die Haut zu rasch wiedererwärmt, können **„Frostbeulen“** entstehen. Diese zwei bis fünf Zentimeter großen lilaroten Beulen tragen ihren Namen übrigens ganz zu unrecht. Weil Sie eben nicht bei großer Kälte entstehen, sondern meist bei Temperaturen von fünf bis sechzehn Grad. Die juckenden, fleckenartigen Schwellungen, meist an den Händen, Füßen oder Ohren, können unter Umständen vereitern und im nächsten Winter wiederkehren, da die feinen Blutgefäße nicht mehr normal funktionieren.

Gut zu wissen:
Wenn Sie zum Frieren oder Frösteln neigen, Ihre Haut nur mangelhaft durchblutet ist, Sie häufig kalte Hände und Füße haben, oder wenn Sie auf Kälte und Zugluft äußerst empfindlich reagieren, könnten das auch erste Hinweise auf eine rheumatische Erkrankung sein. Sie beginnt meist heimtückisch und unbemerkt und wird oft erst dann erkannt, wenn das schmerzhafte Geschehen bereits in vollem Gang ist.
Auch hinter vermeintlichen Frostbeulen können sich Venenentzündungen, Arzneimittelunverträglichkeiten oder sogar Hauttumore verstecken.
Deshalb auch hier wieder der Hinweis: Falls Sie den begründeten Verdacht haben, dass Ihre Beschwerden nicht allein dem Wetter anzulasten sind, sollten Sie in jedem Fall einen Arzt aufsuchen.

Sonnenlicht: Geballte Energie

Die wohltuenden Effekte der Sonne spürt jeder von uns am eigenen Leib. Allerdings nicht nur die positiven. Denn die Strahlen der Feuerkugel sind keineswegs nur harmlos und segensreich. Und trotz aller Eigenschutzmechanismen der Haut vertragen wir die geballte Energie nur in Maßen.

Oft bekommen wir zuviel des Guten

Bevor wir uns den Schattenseiten zuwenden, soll gesagt werden, welche Wunder die Sonne vollbringen kann: Sie mobilisiert unsere körpereigenen Abwehrkräfte, so dass der Organismus besser mit Viren, Bakterien und anderen Eindringlingen fertig wird. Sie aktiviert den Stoffwechsel in den Zellen. Unter dem Einfluss der Sonnenstrahlen steigt der Sauerstoffgehalt im Blut an, das Herz schlägt kräftiger und schneller, die Atmung vertieft sich. Der Magen wird besser durchblutet, die Nervenspannkraft nimmt zu. Die Sonne sorgt für einen ausgeglichenen Hormonhaushalt, sie weckt unsere Lebensgeister, hellt die Stimmung auf und steigert die Lust auf und an der Liebe. Darüber hinaus sorgt die Sonne dafür, dass in der Haut Vitamin D gebildet wird, das Knochen und Psyche stärkt. Dem Schutz- und Reparatureffekt, den Vitamin D3 im Immunsystem in Gang setzt, verdanken wir es, dass unangenehme Hauterscheinungen wie Schuppenflechte, Akne und Ekzeme abklingen. Doch damit nicht genug. Die Sonne macht Bakterien das

Warum wir gut gelaunt sind, wenn die Sonne scheint

Diesen Mechanismus löst die Zirbeldrüse (Epiphyse) aus. Ein Mini-Organ in der Form eines Pinienzapfens, das am hinteren Rand des Zwischenhirndaches liegt. Die etwa ein Zentimeter große Drüse sondert das Hormon Melatonin ab. Sie hält sich dabei an den Tag- und Nachtrhythmus. Sobald die Sonne untergeht, schüttet sie am meisten Melatonin aus. Das Hormon sorgt dafür, dass sich die Reaktionen verlangsamen, die Aufmerksamkeit nachlässt, das Schlafbedürfnis groß ist, und die Produktion muntermachender Sexualhormone vermindert wird.
Welche genaue Funktion Melatonin hat, ist wissenschaftlich noch nicht gesichert. Man vermutet, dass es an der Synchronisation des zirkadianen Rhythmus und anderer Biorhythmen beteiligt ist. Angeregt wird die Melatoninproduktion vermutlich über Nervenleitungen, die von der Netzhaut des Auges ausgehen. Wenn Sonnenlicht über die Sehnerven auf die Zirbeldrüse einwirkt, sinkt der Melatoninspiegel im Blut ab.
Gleichzeitig bewirkt die Sonne, dass unser Steuersystem im Zwischenhirn für eine ausreichende Endorphinausschüttung sorgt. Diese morphiumähnlichen Substanzen können sowohl Schmerzen lindern als auch euphorische Glücksgefühle auslösen. Die höhere Produktion von Stress- und Sexualhormonen stellt zudem sicher, dass wir uns rund herum wohl fühlen.

Leben schwer und bringt offene Wunden schneller zum Heilen. Und sie lässt Rheuma- und Gichtgeplagte ihr schmerzhaftes Leiden für eine Weile vergessen. UV-Strahlen regen die Bildung von Wohlfühlsubstanzen (Endorphinen) an. Allein schon der Gedanke an die Sonne hebt unsere Stimmung.

Die Schattenseiten der Sonne

Wer versucht, im Nu besonders viel Sonne zu tanken, um fit, widerstandsfähiger und obendrein makellos braun zu werden, erlebt allzu oft ein Fiasko.

Sonnenbrand

Denn wer sich zu häufig und zu lange in der prallen Sonne aufhält, riskiert – abgesehen von einem lebensgefährlichen Sonnenstich (den wir schon als eine Variante des Hitzeschlags kennen gelernt haben) einen Sonnenbrand, bei dem sich die Haut puterrot färbt und die Oberhautzellen empfindlich geschädigt werden.

Kein Wunder: An einem strahlenden Sonnentag verwandelt die Sonne pro Sekunde vier Millionen Tonnen ihrer Materie in Energie. Mit der Menge, die ein Erdenbürger während eines nachmittäglichen Sonnenbades abbekommt, könnte man fünf Hundertwatt-Lampen gleichzeitig zum Leuchten bringen.

Ein solches Lichtbombardement vergisst die Haut nie. Leichtsinnige Sonnenanbeter müssen früher oder später damit rechnen, dass die natürliche Schutzhülle des Körpers wegen des hohen Anteils an ultravioletter Strahlung an Elastizität verliert, schneller altert und austrocknet. Die Haut wird runzelig und faltig, und die Pigmentflecken sprießen.

Allergische Hautreaktionen

Bei manchen Sonnenhungrigen kann es überdies zu ziemlich unangenehmen allergischen Hautreaktionen kommen. Starkes Sonnenlicht kann zudem die Augen angreifen, die Bindehaut reizen, die Hornhaut und die gesamte Augenoberfläche schmerzhaft schädigen – und nicht zuletzt auch die Augenlinse trüben (Grauer Star). Heute wissen wir, dass ein Übermaß an ultravioletten Strahlen das körpereigene Abwehrsystem blockieren kann. Mit der misslichen Folge, dass Krankheitserreger, wie etwa Herpesviren, nach ausgiebigem Sonnengenuss ein leichtes Spiel haben. Auch andere Infektionskrankheiten, wie die Immunschwäche Aids, können durch die intensive Einwirkung der Sonne auf das Körperabwehrsystem zunehmen.

Hautkrebs

Doch damit nicht genug: Mit jedem Sonnenbrand handeln wir uns das Risiko ein, an Hautkrebs zu erkranken. Wer länger als eine Stunde ungeschützt in der Sonne brät, riskiert sogar sein Leben. Zwanzig von hunderttausend Menschen erkranken hierzulande jährlich an Hautkrebs. Daneben kann übermäßige UV-Strahlung auch Krebserkrankungen an der Lippe oder der Speicheldrüse auslösen.

Wie sich die Haut der geballten Energie erwehrt

Wer großen Wert auf Gesundheit legt und sich eine schöne „Naturbräune“ zulegen will, unterliegt einem fatalen Irrtum. Denn Naturbräune ist für hellhäutige Menschen nicht gesund: Weil sie eben nicht natürlich ist. Die Bräunung ist eigentlich nichts anderes als eine Abwehrreaktion gegen die geballte Naturgewalt an zuviel Energie: In der Basalzellschicht, einer tieferen Hautschicht, sitzen Melanozyten, jene Zellen, die den schwarzen Farbstoff Melanin produzieren. Diese dunklen Pigmente lassen sich in der darüber liegenden Hautschicht (Epidermis) nieder und legen sich um den Kern der Hautzellen, um sie vor den UV-Strahlen zu schützen. Melanin ist nahezu unlöslich und gegenüber fast allen Chemikalien resistent.

Als weitere Abwehrmaßnahme verdickt sich die äußere Hornschicht der Haut. Es bildet sich in ein bis zwei Wochen nach dem Sonnenbaden eine Lichtschwiele, die das Licht reflektiert und durch Streuung abschwächt. Nach drei Wochen ist die Schwiele viermal so dick wie vor der Bräunungstortur.

Auch der Schweiß, den die Haut bei Hitze absondert, wehrt die Sonnenstrahlen ab. Die Urocaninsäure, die mit der Schweißflüssigkeit nach außen auf die Haut gelangt, umhüllt das Gewebe wie ein leichter Lichtschutzfilter.

Dennoch reicht die natürliche Gegenwehr oft nicht aus, um den Angriff der gefährlichen UV-Strahlen zu vereiteln. Denn die Bräune stellt sich erst nach drei Tagen ein. Solange ist die Haut nahezu schutzlos den ultravioletten Attacken ausgesetzt. Und genau das ist der springende Punkt: Die Strahlen greifen zunächst das genetische Material der Haut an. Die beschädigten Zellen schicken daraufhin der Immunabwehr den Befehl, sich bis zur Wiederherstellung der lädierten Zellen zurückzuhalten. In dieser Phase können sich Bakterien, Viren und Pilze unbehelligt im Körper ausbreiten und ihm tüchtig zusetzen.

Hinzu kommt, dass nicht alle Menschen gleich auf die strahlende Naturgewalt reagieren. Es sind unter den hellhäutigen Zeitgenossen nur wenige, die schnell tiefbraun werden und die schützende Farbe länger behalten. Alle anderen gehen stets ein Risiko ein, wenn sie sich zu lange in der Sonne aufhalten. Doch auch der Rückzug in den Schatten kann sie vor hartnäckigen UV-Strahlen oft nicht ausreichend schützen.

Die Wolken versperren zwar einem größeren Teil der direkten Sonnenstrahlen den Weg, doch selbst eine dunkle Wolkendecke hält nur ein Zehntel der UV-Streustrahlung des Himmels zurück – während Regenwolken immerhin stattliche 85 Prozent absorbieren. Durch ein dünnes Baumwollhemd gelangen noch mehr als achtzig Prozent der UV-Strahlen. Durch Fensterscheiben dringen 85 Prozent der UV-A und 35 Prozent der UV-B-Strahlen. Sogar einen Meter unter Wasser sind UV-B-Strahlen noch zu 50 Prozent und UV-A-Strahlen sogar zu 77 Prozent vorhanden. Je langwelliger die ultravioletten Strahlen sind, umso tiefer dringen sie in die Hautschichten ein. Sie wirken deshalb auch unterschiedlich.

Das Sonnenlicht...

besteht zu fünfundsiebzig Prozent aus sichtbaren Strahlen, zu zwanzig Prozent aus infraroten Strahlen. Höchstens fünf Prozent der gesamten eingestrahlten Sonnenenergie ist Ultraviolettstrahlung. Von ihr geht die stärkste biologische Wirkung aus. Die Wellenlänge dieser für uns unsichtbaren Strahlen ist etwas kürzer als das gerade noch sichtbare Sonnenlicht von violetter Färbung. Man unterscheidet drei Bereiche der UV-Strahlen nach ihrer biochemischen Wirksamkeit: UV-A = Langwellige oder nahe „Bräunungsstrahlen" mit 320 bis zu 400 Nanometer Wellenlänge; UV-B = mittlere „Sonnenbrandstrahlen" mit 290 bis zu 320 Nanometer; kurzwellige UV-C-Strahlen = mit 200 bis zu 290 nm, die weitgehend durch die Ozonschicht in der Atmosphäre absorbiert werden und nicht auf die Erde gelangen.

UV-A-Strahlen – schaden uns immer und überall

Lange Zeit galten die relativ langwelligen UV-A-Strahlen, die eine schnellere Bräunung bewirken, als harmlos. Doch auch sie haben ihre Tücken, wenn der Körper zuviel davon abbekommt. UV-A-Strahlen dringen tief in die Haut ein und zerstören dort die feuchtigkeitsbindenden Collagen- und Elastinfasern. Es bilden sich schneller Falten und Runzeln, unübersehbare Zeichen dafür, dass die Haut vorzeitig altert. Manchmal wellt sich die Haut sogar wie eine Ziehharmonika.

Den UV-A-Strahlen werden auch die Sonnenallergien angelastet. Jeder fünfte Deutsche leidet unter diesen „Lichtdermatosen“, die Dekolletee, Gesicht, Hals und Handrücken mit winzigen Pusteln übersäen. Inzwischen geht man auch davon aus, dass UV-A-Photonen an der Krebsentstehung beteiligt sind. Was das UV-A-Licht so gefährlich macht: Die Strahlen schaden uns immer und überall, im Sommer wie im Winter, den ganzen Tag über – während UV-B nur zwischen zehn und fünfzehn Uhr bedrohlich werden kann.

UV-B-Strahlen – ein Risikofaktor für den Hautkrebs

Die UV-B-Strahlen sind nicht nur für den begehrten Sonnenteint und den schmerzhaften Sonnenbrand verantwortlich, sie sind insbesondere ein Risikofaktor für den Hautkrebs. Denn sie durchdringen vor allem die Oberhaut bis in die Basalschicht und schädigen das Erbgut der Hautzellen. Inwieweit uns der schädliche UV-B-Anteil der Sonnenstrahlen erreicht, hängt freilich auch von der geografischen Lage, der Tageszeit und der Reinheit der Luft ab. Zynischerweise wird in Ballungsräumen durch die Luftverschmutzung ein geringer Teil der UV-B-Strahlen wieder neutralisiert.

UV-C-Strahlen – vorerst noch keine Gefahr?

Die besonders unliebsamen UV-C-Strahlen, die für Mensch, Tier und Pflanzen gefährlich sind, hält die uns schützende Ozonschicht zurück. Es besteht aber nach Ansicht von Wissenschaftlern die Gefahr, dass durch die verdünnte Ozonschicht mehr von der keimtötenden Strahlung auf die Erde gelangt.

Ozonschicht: Dünner Strahlenschutz

Die rund dreißig Kilometer dicke Schicht mit relativ hoher Ozonkonzentration hat sich seit Ende der sechziger Jahre verringert. Ein Dünnerwerden des riesigen UV-Schutzschirms in der Stratosphäre, achtzehn bis zweiundzwanzig Kilometer über unseren Breiten, bietet weniger Schutz vor den schädlichen ultravioletten Strahlen.

Schuld an dieser Entwicklung sind nach heutigem Wissensstand besonders die auf der Erde freigesetzten Fluorchlorkohlenwasserstoffe (FCKW), die unter anderem in Lösungs- und Reinigungsmitteln, Kühlschränken, Klimaanlagen, Isolierschäumen und als Treibgas in Spraydosen verwendet wurden und teilweise noch werden. FCKW steigt langsam in die Stratosphäre auf und wird innerhalb der Ozonschicht durch ultraviolette Strahlung zerstört. Die dabei freiwerdenden Chloratome zersetzen die Ozonschicht. Auch Methangas aus Deponien und Viehherden sowie Vulkangase und die Triebwerksgase von Überschallflugzeugen nagen den UV-Schutzschirm kräftig an.

Die Bedingungen für die Ozonzerstörung sind in der Stratosphäre über der Antarktis besonders günstig. Denn hier sorgen die typischen Westwinde im Winter für ein abgeschlossenes Tiefdruckgebiet, das über Monate stabil ist. Deshalb können sich die dünnen und dicken Ozonschichten nicht vermischen, wie es bei den kleineren Luftwirbeln auf der Nordhalbkugel geschieht. Einen außergewöhnlich starken Abbau der Schutzschicht („Ozonloch“) hatte man über dem Südpol beobachtet. Ausgedünnt wird die Ozonschicht aber auch über der Arktis. Das Phänomen bleibt nicht an Ort und Stelle. Durch Zirkulation erreichen die dünnen Stellen im Laufe des Jahres jeden Ort über der Erde.

Neuere Daten sprechen dafür, dass die Schichtdicke nicht weiter abnimmt. Dennoch ist nicht absehbar, ob ein weiterer Abbau der Ozonschicht tatsächlich zu stoppen sein wird. Da die Gase ziemlich langsam aufsteigen, wird die Ozonschicht sogar dann weiter schrumpfen, wenn alle Maßnahmen sofort in die Tat umgesetzt würden. Hinzu kommt, dass sich die Schutzwirkung der Ozonschicht und damit die Gefahr auf der Erde fast täglich ändern kann. Zudem hängt die Intensität der UV-Strahlung von anderen Faktoren wie Jahreszeit und Wolkenbildung ab.

Experten schätzen, dass sich erst bis zum Jahr 2068 das Ozonloch über dem Südpol auf natürliche Weise wieder schließt. Über dem Nordpol wird der Zustand vermutlich bis 2050 erreicht sein. Eine weitere Ausdünnung der Ozonschicht würde zu einer weiteren Zunahme von Hautkrebserkrankungen führen. Die Menschen in Argentinien, Australien und Neuseeland stehen wegen ihrer Nachbarschaft zum antarktischen Zentrum des Ozonlochs vor den größten Risiken. Informationen über aktuelle Strahlengefahr („Burn Time“) gehören bei den Australiern seit einiger Zeit zum täglichen Wetterbericht.

Gegen Sonnenbrand ist kaum einer gefeit

Hierzulande wird die höchste ultraviolette Strahlung in den Monaten Juni und Juli gemessen. Das hängt mit dem Sonnenstand, der Wolkenarmut und der löchrigen Ozonschicht zusammen. In dieser Zeit können uns die weit draußen in der Stratosphäre ablaufen-

den chemischen Prozesse hautnah treffen. Wer empfindlich auf die Sonne reagiert, wie etwa Menschen mit heller Haut und rötlichen Haaren, kann sich dann schon nach einem fünfminütigem Sonnenbad schmerzhafte Verbrennungen zuziehen.
Besonders gefährdet sind auch kleine Kinder. Wegen ihrer zarten, dünnen Haut dringen die UV-B-Strahlen bei den Kids in tiefere Hautschichten ein. Die Produktion des schützenden Farbstoffes Melanin kommt nur langsam in Gang. Der DNS-Reparaturmechanismus, der bei Erwachsenden die Sonnenschäden im Erbgut der Hautzellen behebt, funktioniert noch nicht perfekt. Wer als Kind zuviel Sonne abbekommt, muss im Alter mit den schlimmsten Hauterkrankungen rechnen. Ein Sonnenbrand im Kindesalter, so warnen Dermatologen, erhöht das spätere Hautkrebsrisiko auf das Zwanzigfache. Fünfzehn bis zwanzig Jahre brauchen die verschiedenen Hautkrebsarten, um sich zu entwickeln.

Worauf es sonst noch ankommt

Ob wir ein ausgedehntes Sonnenbad glimpflich überstehen, hängt auch davon ab, wo und bei welchem Wetter und zu welcher Tages- und Jahreszeit wir den Strahlen die Stirn bieten. Mitte März muss man beispielsweise auf Gran Canaria fast die doppelte Portion der UV-Strahlen verkraften wie in München. Auf den Kanaren brauchen wir demnach nur die Hälfte der Zeit, um uns einen ordentlichen Sonnenbrand einzuhandeln.

Schmerzhafte Warnsignale

Dabei ist der Sonnenbrand nur das erste und sichtbare Alarmzeichen, wenn die geballte Energie der Haut zuviel wird. Typische Warnsignale bei überdosiertem Strahlengenuss sind Kopfschmerzen, Herzklopfen, Schlafstörungen und Schlappheit. Die Haut ist schmerzhaft gerötet und berühungsempfindlich, oft bilden sich auch Blasen. Einige Tage später schält sich die Haut und stößt damit die abgestorbenen Zellen ab. Sonnenschutzmittel verhindern zwar im günstigsten Fall einen Sonnenbrand, aber das ist angesichts der Warnfunktion, die die schmerzhafte Hautreaktion hat, nicht nur positiv zu sehen.

Sind „dunkle Typen“ wirklich besser dran?

Am besten sind offenbar Menschen dran, die von Natur aus einen dunklen Teint haben (sie sind meist auch dunkelhaarig) vertragen ohne weiteres eine mehrstündige Sonneneinstrahlung. Doch nicht alle „dunklen Typen“ sind gegen einen Sonnenbrand gefeit. In ihrer Haut kann – genetisch bedingt – womöglich eine andere Art von Melanin eingelagert sein, nämlich das „Pheomelanin“, das überhaupt nicht vor Licht schützt, sondern aggressive freie Radikale im Körper schafft. (Freie Radikale sind hochreaktive Stoffe, die sich in der Nahrung und im Körper bilden, die Zellen angreifen und schädigen.)

Cremen und salben hilft nur allenthalben

Wer sich von Kopf bis Fuß gründlich einreibt, verträgt die Sonne keinesfalls besser. Denn die Sonnenschutzmittel filtern lediglich bestimmte kurzwellige Strahlungen aus dem Sonnenlicht, die Infrarotstrahlung können sie jedoch nicht zurückhalten. Und die muss die Haut erstmal verkraften.

Daran ändern nach Erfahrungen der Hautärzte selbst hohe Sonnenschutzfaktoren nichts. Mit diesen Mitteln schmieren wir uns guten Glaubens hochpotente Chemie auf den Körper, die normalerweise Allergien verursacht. Sie wandelt UV-Strahlen und Wärme um und schadet der Haut auf diese Weise ebenfalls. Anstelle

der vielbeworbenen Sonnenlotionen tut's nach Ansicht mancher Dermatologen eine einfache Hautcreme ebenso.
Hautärzte der Göttinger Universitätsklinik haben nachgewiesen, dass viele in Deutschland vertriebene Hautschutzmittel „lichtkrank“ machen und Photo-Allergien auslösen können. Zu solchen photoallergischen Reaktionen kommt es, wenn Substanzen in die Haut gelangen, die sich durch die Einstrahlung der Sonne verändern. Aber auch bestimmte Arzneimittel, die eingenommen werden, wie Tetrazykline, Antihistaminika oder Johanniskraut, können die Wirkung der Sonne verstärken, so dass es zu teilweise heftigen Reaktionen kommt. Die Haut rötet sich, sie brennt und juckt wie bei einem Sonnenbrand. Es können sich auch kleinere und größere Blasen bilden.

Reizende Reaktionen

Verschiedene Reaktionsformen auf das Sonnenlicht werden landläufig als „Sonnenallergien“ bezeichnet. So etwa die „Mallorca-Akne“, bei der die Mixtur von Duft- und Fettstoffen sowie Emulgatoren aus Cremes und ultravioletter Strahlung des Typs A zu extrem juckenden Flecken und Knötchen führt.
Davon betroffen sind meist Frauen. Bei ihnen sind häufig die Areale der Haut irritiert, die dem Licht ausgesetzt sind. Doch während das Dekolletee stark in Mitleidenschaft gezogen ist, bleibt das Gesicht seltsamerweise meist verschont. Man weiß noch nicht sicher, wodurch die Mallorca-Akne hervorgerufen wird. Mediziner vermuten, dass Konservierungsmittel in Lichtschutzpräparaten eine Rolle spielen. Hat jemand eine angeborene Pigmentschwäche, kann auch das entzündliche Prozesse an der Haut auslösen. Ebenso, wenn durch das Licht aus Eiweißkörper der Haut Antikörper (Antigene) gebildet werden. Außerdem kann die verstärkte Durchblutung der Haut Reizungen verursachen.

Die Haut vergisst nichts

Selbst wenn sich die Haut der Sonnenhungrigen augenscheinlich von der Strapaze erholt, tief unter der Haut hat sich der Sonnenschaden unwiderruflich eingebrannt. Mit der möglichen Folge, dass die Haut vorzeitig altert und schlimmstenfalls sogar einen Hautkrebs entwickelt.
Denn bei jedem Sonnenbrand, selbst wenn die Haut nur oberflächlich gerötet ist, werden in den Zellen lebenswichtige Informationsketten unterbrochen, die unsere Zellfunktionen steuern. Bis zu einem gewissen Maß kann der Körper das wieder in Ordnung bringen. Folgen jedoch mehrere Sonnenbrände in kurzer Zeit aufeinander, ist der Schaden zu groß. Der Körper kann ihn nicht mehr reparieren.

Gefahr von Hautkrebs

Auf lange Sicht kann an den strapazierten Stellen ein Hautkrebs entstehen. Die Strahlen wirken ungehindert auf das Immunsystem ein und schädigen die Abwehrzellen der Haut. Diese Zellen teilen und vermehren sich ebenso wie gesunde. Wird eine Zelle bösartig, zerstört sie gesunde Zellen.

Von den drei Hautkrebsformen ist der schwarze Hautkrebs, das Maligne Melanom besonders gefährlich. Während die beiden anderen, das Basilom und Spinaliom, operativ heilbar sind – zumal nur das Spinaliom Ableger (Metastasen) bildet – hat das Maligne Melanom nur bei frühzeitiger Entdeckung eine Chance auf Heilung. Der schwarze Krebs, der übrigens nicht immer schwarz, sondern häufig auch nur pigmentiert ist, geht von den Pigmentzellen aus, die der Haut normalerweise ihre braune Farbe geben. Sie wuchern fast immer in das umliegende Gewebe hinein, bilden

Metastasen, die sich im ganzen Körper verteilen. Die Tochterzellen stellen weitere Zellen her, wandern bis ins Gehirn, zerstören Gehirnzellen und das Organsystem. So entsteht aus einem Hautkrebs ein Allgemeinkrebs.

Hellhäutige sind besonders gefährdet

Die bösartigen Hauttumoren nehmen weltweit stetig zu, sie stehen nach dem Brustkrebs der Frauen und dem Lungenkrebs bei Männern an dritter Stelle. Davon gehen drei Viertel aller Todesfälle allein auf das Konto des schwarzen Hautkrebses. Besonders gefährdet sind auch hier wieder die hellhäutigen Menschen mit blauen Augen und blonden Haaren – und auch diejenigen, die mehr als sechzig Muttermale oder Leberflecken haben. Mit jedem ausgiebigen Sonnenbad riskieren wir, dass so eine gutartige, harmlose Geschwulst einen weiteren Wachstumsschub erhält, der sich irgendwann zur Bösartigkeit umkehren kann.

Da Patienten heute sehr viel früher zum Hautarzt gehen, wird der schwarze Krebs häufiger im Frühstadium erkannt, deshalb sind die Aussichten auf Heilung weitaus besser, als das noch vor zehn bis zwanzig Jahren der Fall war. Immerhin können über achtzig Prozent der malignen Melanome geheilt oder entfernt werden.

So können Sie gefahrlos in der Sonne baden

Trotz aller Schattenseiten, die das Sonnenbaden haben kann – auf den Sonnenspaß brauchen und sollten wir nicht verzichten.

Schließlich können mäßige Sonnenbäder Herz und Kreislauf in ähnlicher Weise stärken, wie regelmäßiges körperliches Training. Wichtig ist nur, dass man dabei stets zwei wesentliche Dinge beherzigt: Man sollte sich nicht zu lange in der Sonne aalen und sich den Strahlen niemals ungeschützt aussetzen. Hierbei ist besonders ein als gut verträglich getestetes Sonnenschutzmittel wichtig, das der Haut die nötige Zeit lässt, ihre eigene Schutzbarriere aufzubauen. Diese Produkte sind mit einem Lichtschutzfaktor ausgestattet, der angibt, wie lange man mit der jeweiligen Creme oder Milch auf der Haut Sonne tanken kann, ohne sich zu verbrennen. Ungeschützte empfindliche Haut würde sich bereits nach zehn Minuten röten, ist sie hingegen mit einem Mittel behandelt, das den Lichtschutzfaktor 12 hat, soll es dazu erst in zwölfmal so langer Zeit, also nach zwei Stunden kommen.

Hautärzte und die Bonner Strahlenschutzkommission haben eine wegweisende Empfehlung ausgegeben, wie oft man sich hierzulande der wohltuenden Wärme aussetzen kann:
Alles in allem sollten wir nach den Berechnungen der Experten nicht mehr als fünfzig Mal im Jahr ein Sonnenbad nehmen. Und das auch nur, sofern es dabei nicht die geringsten Anzeichen einer Hautrötung gibt. Wie lange man gefahrlos die Sonnenstrahlen an sich heranlassen kann, hängt naturgemäß davon ab, wie die eigene Haut beschaffen ist. Um das für Knochen und Zähne wichtige Vitamin D in der Haut zu bilden, reicht es schon aus, dreimal in der Woche Hände und Gesicht zehn Minuten lang von der Sonne bescheinen zu lassen.

Sind Sie ein Bleichgesicht oder eine Rothaut? – Stellen Sie Ihren Hauttyp fest:

- **Typ 1** hat sehr helle Haut mit Sommersprossen, die Brustwarzen sind hell, die Haare rötlich und die Augen blau. Dieser keltische Typ bekommt sehr leicht einen Sonnenbrand, selbst im Schatten. Er braucht einen hohen Sonnenschutzfaktor, weil seine Eigenschutzzeit bestenfalls fünf bis zehn Minuten dauert.

• **Typ 2** hat helle Haut, mäßig pigmentierte Brustwarzen, blonde bis rötliche Haare, blaue, grüne oder hellbraune Augen. Die Eigenschutzzeit beträgt zehn bis zwanzig Minuten.
• **Typ 3** hat helle bis hellbraune Haut, gut pigmentierte Brustwarzen, dunkelblonde Haare, graue oder braune Augen. Typ 3 ist zwar stets gut gebräunt, die Haut ist zuvor jedoch gerötet. Die Eigenschutzzeit beträgt zwanzig bis dreißig Minuten.
• **Typ 4** hat hellbraune Haut, dunkel pigmentierte Brustwarzen, dunkelbraune Haare und dunkelbraune Haut. Typ 4 kann sich völlig problemlos bräunen, ohne sich einen Sonnenbrand einzufangen. Die Eigenschutzzeit beträgt an die vierzig Minuten.

Um die Bräunungszeit zu errechnen, multipliziert man die Eigenschutzzeit mit dem jeweiligen Lichtschutzfaktor. Falls Sie dem Hauttyp 1 angehören, könnten Sie bei Faktor 15 beispielsweise maximal hundertfünfzig Minuten und als Hauttyp 4 zehn Stunden in der Sonne baden.

Ein Kapitel für sich: Kinder und Sonnenschutz

Die „Eigenschutzzeiten" für die verschiedenen Hauttypen gelten natürlich nicht für die empfindliche Haut der jüngsten Sonnenanbeter. Um die Kinder vor den gefährlichen Strahlen zu schützen, sind besondere Vorkehrungen erforderlich.

Säuglinge unter sechs Monaten, deren zarte Haut noch keine Sonnenschutzmittel verträgt, sollten besser ganz im Schatten bleiben. Um das für Knochen und Zähne wichtige Vitamin D zu bilden, reichen dem kleinen Körper im bekleideten Zustand pro Woche zwei Stunden im Schatten voll und ganz aus.

Zwischen zehn und fünfzehn Uhr, wenn die Sonnenstrahlen am kräftigsten sind, sollten Kinder möglichst überhaupt nicht in die pralle Sonne gehen. In der übrigen Zeit sollten sie mit Hut, sonnendichtem Hemd, einer guten Sonnenbrille, Hosen sowie Schuhe, die den Fußrücken abdecken, ausstaffiert sein. Der Nachwuchs sollte auch vor indirekter Sonnenbestrahlung, die durch Fenster oder dünne Bekleidung dringt, geschützt werden. Außerdem sollte die Sonnencreme für Kinder nicht parfümiert sein und mindestens einen Schutzfaktor von fünfzehn haben.

Auf den richtigen Lichtschutzfaktor kommt es an

Ganz allgemein gilt, je heller die Haut ist, desto höher muss der Lichtschutzfaktor des Sonnenschutzmittels sein. Er wird im Labor nach einer so genannten DIN-Norm festgelegt. Der errechnete Durchschnittswert gibt allerdings nur eine grobe Orientierung, weil hierbei weder Wasser, Sand, Wind, Schweiß, Wolken und dergleichen Einflüsse mehr berücksichtigt werden.

Hinzu kommt, dass auch Produkte auf dem Markt sind, bei denen ein anderer Maßstab angelegt wurde. Ein amerikanischer Sonnenschutzfaktor von 14 bietet beispielsweise nur halb soviel Schutz wie der bundesdeutsche Faktor 14.
Außerdem bezieht sich der angegebene Faktor allein auf den Schutz vor den energiereichen UV-B-Strahlen. Die meisten Produkte bieten auch einen Filterschutz vor den heimtückischen UV-A-Strahlen und einige sogar vor Infrarotlicht an. Ob diese Mittel nun das Gelbe vom Ei sind, darüber sind die Fachleute noch uneins.

Dermatologen sind übrigens zu der Erkenntnis gelangt, dass ein Lichtschutzfaktor von zwanzig den höchsten Sonnenschutz bietet. Er hat eine Filterwirkung von 96 Prozent, das lässt sich selbst mit einer Sonnenschutzcreme mit dem Lichtschutzfaktor Vierzig nur noch um schlappe anderthalb Prozent steigern. Mittlerweile gibt es Lichtschutzmittel, die anstelle der chemischen Filter (die bei entsprechend disponierten Sonnenanbetern Hautreizungen und allergische Erscheinungen auslösen können), physikalische Sonnenstrahlen-Blocker einsetzen. Diese mineralischen Mikropigment-Filter bestehen aus fein zermahlenem Titandioxid, Zink- oder Eisenoxid, die UV-A- und UV-B-Strahlen erst gar nicht an die Haut lassen. Doch auch sie sind nicht unumstritten, weil sie womöglich die Schweißdrüsen verstopfen. Außerdem produzieren einzelne Mirkopigmente unter UV-Licht einen reaktionsfähigen Sauerstoff, der die Hautoberfläche schädigen könnte. Hier bleibt vorerst also nur eines: Ausprobieren, welches Mittel der Haut am besten bekommt.

Was vor dem Sonnenbaden wichtig ist

• Wählen Sie auch dann eine Sonnencreme mit hohem Lichtfilter, wenn Sie längere Zeit nicht in der Sonne waren und gewöhnen Sie Ihre Haut nach und nach an einen geringeren Lichtschutzfaktor.

• Werfen Sie vorsichtshalber einen Blick auf Ihre Brustwarze, bevor Sie sich mit Sonnenschutzmitteln eindecken. Denn der Farbton kann Ihnen verraten, ob ein niedriger oder hoher Lichtschutzfaktor für Sie richtig ist. Einfache Faustregel: Je heller die Brustwarzen sind, desto sonnenempfindlicher ist die Haut.

• Tragen Sie das Sonnenschutzmittel auf die trockene und sonnenunbelastete Haut auf. Und zwar eine halbe Stunde vorher, falls das Mittel einen chemischen Sonnenschutzfilter enthält. Der braucht nämlich, im Gegensatz zu den Mikropigmenten, ein bisschen Zeit, um seine Wirkung zu entfalten.

• Falls Sie zur Mallorca-Akne neigen, wählen Sie ein Sonnenschutzmittel, das frei von Fettstoffen oder Emulgatoren ist. Es könnte sonst zu unerwünschten Hautreaktionen kommen. Aus dem gleichen Grund sollten Sie eine Sonnenemulsion, die sich in dick und dünn getrennt hat, nicht weiterverwenden.

• Schützen Sie Ihre Lippen mit einem hohen Lichtschutzfaktor. Denn Sie bilden anders als die Haut keine natürlichen Schutzpigmente, werden also nicht braun und dadurch widerstandsfähiger.

• Verwenden Sie in der Sonne keine Kosmetika, Deodorants und Parfüms. Es könnten sich Hautpigmente irreparabel verfärben.

• Wie intensiv Sie die Sonnenstrahlen zu spüren bekommen, hängt buchstäblich von Ihrer momentanen Lage ab, ob Sie gerade aufrecht stehen, liegen oder mit leicht geneigtem Oberkörper dasitzen. Die höchste Intensität hat die senkrechte Strahlung, trifft sie dagegen schräg auf, vermindert sich ihre Kraft. Hier gilt die alte Binsenweisheit: Je kürzer der eigene Schatten ist, umso mehr sollte man beim Sonnen auf der Hut sein.

• Ziehen Sie sich in den dichten Schatten zurück, wenn Sie im Freien den hartnäckigen Strahlen ganz entgehen wollen.

• Denken Sie daran, dass bestimmte Arzneimittel die Lichtempfindlichkeit der Haut erhöhen und Allergien (Photodermatosen) auslösen. Deshalb: Bevor Sie die pralle Sonne genießen, erkundigen Sie sich bei Ihrem Arzt, ob es damit Probleme geben kann.

• Das „Vorbräunen" der Haut in Solarien ist höchst umstritten. Denn es ist keineswegs erwiesen, dass die künstliche Sonne weniger schädlich ist, als die natürliche. In den meisten Geräten ist der UV-B-Anteil zwar reduziert, dafür aber die UV-A-Strahlung drastisch erhöht worden. Was das langfristig für Folgen haben kann, ist überhaupt noch nicht abzusehen. Da nur UV-B-Licht den

Eigenschutz der Haut durch die Bildung der Hornschicht (Lichtschwiele) aktivieren kann, bietet die künstliche UV-A-Bräune keinerlei vorbeugenden Schutz. Abgesehen davon gibt es kein UV-Licht, das die Haut bräunt, ohne sie zu verändern. Auch die künstliche Bestrahlung auf der Sonnenbank ist ein Krebsrisiko.

• Bereiten Sie sich auf die Urlaubszeit vor, indem Sie bereits ein Vierteljahr vorher betakarotinreiche Lebensmittel verzehren (z.B. Karotten, Spinat, Fenchel, Grünkohl, Mango und Aprikosen.) Betakarotin, aus dem der Körper Vitamin A herstellt, hilft den Zellen Schäden zu reparieren, die reaktionsfreudige Sauerstoffverbindungen („Freie Radikale") bei starkem UV-B-Licht anrichten. Doch Vorsicht: Raucher sollten vor der Einnahme von Karotinpillen einen Arzt zu Rate ziehen!

• Auch rein pflanzliche Substanzen können die Haut vor schädlichen Sonnenstrahlen schützen, so etwa Extrakte aus Rosskastanien oder ätherische Öle aus Sesam.

• PABS, das neue Mitglied der Vitamin B-Familie (es heißt richtig Paraaminobenzoesäure) hilft das Sonnenlicht abzuschirmen. Es kann als Salbe vor Sonnenbrand schützen – und den Schmerz bei Verbrennungen lindern.

Was während des Sonnenbadens wichtig ist

• Wenn Sie im Alltag kaum an die Sonne kommen, gewöhnen Sie Ihre Haut nur langsam an die längere Sonnenbestrahlung.

• Sollte Ihre Haut allergisch reagieren und sich juckende und nässende Hitzepickelchen, Quaddeln oder Pusteln zeigen, gehen Sie sofort aus der Sonne.

• Wenn Sie viel schwimmen, brauchen Sie einen wasserfesten Sonnenschutz, weil die UV-Strahlen durch das Wasser dringen. In einem Meter Tiefe bekommt man noch mehr als die Hälfte der UV-B-Strahlen und über siebzig Prozent der UV-A-Strahlen ab.

Sonnenschein und Medikamente...

vertragen sich nicht immer. Manche Wirkstoffe können eine „Photodermatose" auslösen, bei der sich die Haut rötet, juckt und sogar Blasen wirft. Sobald Sie erste Anzeichen bemerken: Raus aus der Sonne! Kalte Umschläge lindern den Schmerz bei leichten Rötungen. Wenn's schlimmer ist und sich bereits Blasen auf der Haut bilden, kann der Arzt helfen.

Diese Arzneistoffe können eine Sonnenallergie auslösen:

- *Antibiotika wie Tetrazyklin, Oxytetrazyklin, Doxyzyklin, Minozyklin.*
- *Sulfonamide gegen bakterielle Entzündungen, wie Co-Trimoxazol, Hydrochlorothaizid und Glibenclamid (gegen Zuckerkrankheit).*
- *Rheumamittel wie Carprofen, Benoxaprofen, Piroxicam und Diclofenac.*
- *Gyrasehemmer gegen Durchfall und Harnwegsinfektionen, so etwa Ofloxycin, Enoxacin, Cinoxacin, Ciprofloxazin.*
- *Pychopharmaka wie Promethazin, Perazin, Imipramin, Maprotilin und Amitriptylin.*

Auch Johanniskraut-Präparate können lichtverstärkend wirken.

• Vorsicht auch nach dem Baden: Wassertropfen wirken wie kleine Brenngläser und fördern den Sonnenbrand. Deshalb die Haut gut abtrocknen und mit Sonnenschutzmittel eincremen.

• Schützen Sie Ihren Kopf mit einem leichten Sonnenhut, der luftdurchlässig ist, damit darunter kein Hitzestau entsteht.

• Vorsicht: Auch Kleidung hält die Strahlen nicht vollständig zurück. Baumwolle zum Beispiel lässt noch etwa sechs Prozent des Lichtes passieren, im nassen Zustand sogar zwanzig.

• Lassen Sie sich nicht blenden: Auch die Augen müssen vor dem grellen Sonnenlicht geschützt werden. Denn nicht nur die Haut, auch die Zellen an Linse und Netzhaut reagieren sehr empfindlich auf direkte Sonneneinstrahlung. Bei längerer Einwirkung der UV-Strahlen können bleibende Sehschäden entstehen.

• So sieht die ideale Sonnenbrille aus: Sie ist braungelb getönt, weil nur dieser Farbton die besonders energiereichen schädlichen Licht-Wellenlängen zurückhalten kann. (Eine rosarote Brille ist vielleicht für die Seele gut, aber kein brauchbarer Schutz für die Augen.)
Auch die althergebrachte Empfehlung, dass die Brillengläser umso dunkler sein sollen, je heller die Sonne scheint, stimmt so nicht. Denn im Dunklen weiten sich die Pupillen, dadurch kann noch mehr schädliches UV-Licht ungehindert auf die Netzhaut der Augen einwirken. Nur eine Brille mit einem Breitband-Filter, die UV-Strahlen zu hundert Prozent zurück hält und eine Tönung, die in unseren Breiten zwischen 50 und 75 Prozent liegt, können die Augen ausreichend schützen.
Achten Sie beim Kauf darauf, dass Ihre Brille das CE-Zeichen trägt, sie entspricht damit der einschlägigen EU-Richtlinie.

• Trinken Sie ausreichend Wasser, möglichst ohne Kohlensäure Das unterstützt den Organismus dabei, der Haut Feuchtigkeit zuzuführen.

• Essen Sie viel frisches Obst und Gemüse. Auch das führt der Haut Feuchtigkeit zu. Außerdem enthält die Rohkost wichtige Faserstoffe, Vitamine und Mineralstoffe. Lassen Sie aber alles weg, was Sie in der Sonne noch mehr aufheizt, wie starke Gewürze, heiße Gerichte und „scharfe“ Getränke.

Falls sich bereits Blasen unter der sonnen-verbrannten Haut bilden, sollten Sie unbedingt einen Arzt aufsuchen.

• Trinken Sie wenig Alkohol. Denn beides, Alkohol und Sonne weiten die Blutgefäße, dadurch kann zuviel Blut in die Peripherie gelangen, eine Kreislaufschwäche könnte die Folge sein.

• Um die Abwehrkräfte gegen die schädlichen Sonnenstrahlen zu stärken, sind alle Nahrungsmittel günstig, die viel Vitamin A (Beta-Karotin) enthalten, so Leber, Butter, Vollmilch, Käse, Eier und vor allem Lebertran.
Das aus pflanzlichen Karotenen gewonnene Vitamin A wird aus allem dunkelgrünen, gelben und roten Gemüse wie Spinat, Brokkoli, Karotten, Mangold oder Kürbis und auch Aprikosen gewonnen. Damit die wirksamen Inhaltstoffe vom Körper in Vitamin A umgewandelt und aufgenommen werden können, müssen vor allem die Karotten und dunkelgrünen Gemüse gut gekocht und gedünstet werden.
Weitere „Sonnenblocker“ sind Vitamin C (steckt reichlich in Zitrusfrüchten, schwarzen Johannisbeeren, Kiwis, Kartoffeln) und Vitamin E (besonders in Blattgemüse, Vollkorn, Haferflocken).

Das Spurenelement Selen unterstützt Vitamin E beim Schutz der Zellen vor äußerlichen Angriffen. Selen-Spender sind Knoblauch, Spargel, Sellerie, Vollkornprodukte, Thunfisch und Lachs.

• Seien Sie zurückhaltend mit dem Verzehr von Zitrusfrüchten, Feigen und eiweißhaltigen Meeresfrüchten. Diese Speisen können in Verbindung mit der Sonne Hautirritationen hervorrufen. Auch Süßstoff, der die Substanz Zyklamat enthält, kann eine Lichtallergie auslösen.

Was nach dem Sonnenbaden wichtig ist

• Verwöhnen und beruhigen Sie Ihre Haut nach dem Sonnenbad. Waschen Sie zunächst die Haut mit einer alkalifreien Seife. Ihr niedriger pH-Wert verhindert, dass die sonnensensibilisierte Haut austrocknet, schuppig und spröde wird.

• Balsamieren Sie danach die mild gereinigte Haut mit einer speziellen „After Sun“ Creme oder einer anderen pflegenden Emulsion oder einem Gel ein.

Das bringt Erleichterung bei einem Sonnenbrand

• Erste Hilfe: Die heiße Haut sofort mit etwa zwölf Grad kaltem Wasser über eine längere Zeit kühlen. Anschließend eine milde Creme auftragen und die nächsten Tage nicht mehr in die Sonne gehen, bis sich die Haut spürbar erholt hat.

• Feuchtkalte Wadenwickel leiten die Körperhitze ab.

• Wirkt besonders angenehm auf die entzündete Haut: Ein warmes Bad mit einem Zusatz von Beinwell oder Molkepulver.

• Legen Sie feuchtkalte Tücher, die Sie in Essig getränkt haben, auf die heiße, schmerzende Hautregion. (Es kann anfangs leicht brennen, bevor Sie eine Erleichterung spüren.)

• Auch das lindert erste Schmerzen: Packungen aus Leinsamenbrei, Auflagen mit Pfefferminztee, Kamillentee – oder Joghurt direkt auf der angegriffenen Haut sanft verstreichen.

• Steigen Sie in ein kühles Bad, dem Sie ein bis zwei Esslöffel Natron beigegeben haben.

• Vitaminreiche Heilung: Creme mit Paraaminobenzoesäure, kurz PABS, oder mit Vitamin E mehrmals täglich auftragen.

• Diese natürlichen Heilmittel haben sich bei der äußerlichen Behandlung von Sonnenbrand bewährt: Saft der Aloe-Blätter oder Aloe-Gel, Buttermilch, Johanniskrautöl (danach nicht in die Sonne gehen), oder Ringelblumensalbe.

• Homöopathische Mittel wie Belladonna D6 können helfen, wenn das Gesicht stark gerötet ist und vor Hitze zu pulsieren scheint.
Chantharis D6 sollte nach oder anstelle der Essigauflagen genommen werden.
Apis D6 ist zweckmäßig, wenn die Haut rosig-glänzend geschwollen ist und stechende oder brennende Schmerzen bereitet.

Die homöopathischen Mittel werden innerlich oder äußerlich eingesetzt.
Bei akutem Sonnenbrand sind auch diese biochemischen Hausmittel hilfreich: Ferrum phosphoricum sowie Natrium muriaticum. Beide Mittel nimmt man als Tablette alle zehn Minuten abwechselnd ein.

Muttermale in Augenschein nehmen

Kontrollieren Sie regelmäßig Ihre Muttermale, Leberflecke und ähnlich dunkle Hautflecken! Wenn ab Mitte dreißig ein neues Muttermal auf taucht, sollten Sie es dem Hautarzt zeigen. Um sicher zu gehen, dass es sich nicht um Vorboten eines Krebses handelt.
Um den gefährlichen „schwarzen Hautkrebs“ von harmlosen Leberflecken zu unterscheiden, kann man sich an die ABCD- Regel halten:
A*symmetrie = die Flecken sind nicht gleichmäßig rund oder oval geformt*
B*egrenzung = die Flecken sind unregelmäßig begrenzt, fransen zu den Rändern hin aus*
C*olorit („Farbe“) = der Fleck ist in sich unterschiedlich gefärbt oder sehr dunkel*
D*urchmesser = die Flecken sind größer als fünf Millimeter.*
Treffen mehrere dieser Faktoren zu, sollte die verdächtige Stelle vom Hautarzt inspiziert werden. Das gilt vor allem, wenn Leberflecken jucken, entzündlich gerötet sind oder sich plötzlich verändern.

So machen wir uns Luft

Schlechte Luft ist zwar genau genommen keine Wetter-Erscheinung, sie wird aber vom Wetter, insbesondere vom Wind beeinflusst. Außerdem: Ist die Atmosphäre verschmutzt, wirkt sich das auch auf die Lufttemperatur, Luftfeuchtigkeit und Luftströmung aus. Und diese Elemente bestimmen wiederum den Wetterablauf – und damit unser Wohlbefinden.

Was hat die Luftbeschaffenheit mit Wetterfühligkeit zu tun?

Empfindsame Menschen, die bereits wetterfühlig auf ein "Null-Wetter" reagieren, bei dem der Luftaustausch fehlt, die Temperaturen über Mittag nicht ansteigen und die Sonne hinter der Wolkendecke verschwunden ist, leiden besonders stark unter der „dicken Luft“. An manchen Tagen verschlägt die von Abgasen geschwängerte Luft ihnen regelrecht den Atem. Ein giftiger Dunst hat sich über die Stadt gelegt und dringt in die Atemwege ein. Das hoch belastete Schadstoffgemisch reizt die Lungen und lässt die Schleimhäute für längere Zeit anschwellen. Manchen tränen die Augen, sie sind gerötet und brennen. Andere haben Kopfschmerzen und Anfälle von Übelkeit.

Hochgradig gefährdet sind diejenigen, die ohnehin schon gesundheitlich geschwächt sind. Das vorgeschädigte Atem- und Kreislaufsystem nimmt dicke Luft mit hohen Konzentrationen von chemischen Substanzen übel, weil es jetzt noch schlechter mit den Viren und Bakterien fertig werden kann.

Kinder trifft es besonders arg

Besonders heftig erwischt es die Kleinsten, weil ihr Immunsystem noch nicht voll entwickelt ist. Bei ihnen kann die hohe Luftverschmutzung Erkrankungen der oberen und unteren Luftwege hervorrufen. Betroffen sind also Nase, Mundhöhle, Rachen, Kehlkopf, Luftröhre, Bronchien und Lunge.
Atemnot, ständiges Ringen nach Luft, permanent verschnupfte und verschleimte Atemwege sind bei Kindern keine Seltenheit. Die anfallsweise auftretende krampfhafte Atemnot, die Mediziner als „Asthma bronchiale“ bezeichnen, gehört mittlerweile zu den häufigsten chronischen Erkrankungen im Kindesalter. Auch an der Entstehung von Pseudo-Krupp mit entzündlich geschwollenen Schleimhäuten im Bereich von Kehlkopf und Luftröhre können Schadstoffe beteiligt sein.

Wie kommt es zu der belastenden Wetterlage?

Wenn sich die bodennahe Luft in der späten Nacht stärker abkühlt als die Luftschicht darüber, ist eine frische Brise kaum zu erwarten. Das ist bei uns zumeist von Oktober bis März während längerer Hochdruckperioden der Fall – obwohl die Wolkendecke eher an ein Tief denken lässt. Die Sonnenstrahlen sind dann tagsüber noch zu schwach, um die Erde genügend aufzuheizen, so dass die Temperatur nicht wie sonst mit der Höhe abnimmt, sondern ansteigt. Eine warme Luftschicht liegt über der kalten. Dies geschieht zumeist, wenn sich kaum ein Lüftchen rührt. Die Grenzschicht, die zwischen den beiden unterschiedlich temperierten Luftpaketen liegt wird „Inversion“ genannt. Sie wirkt wie ein Deckel, der verhindert, dass die Luft und mit ihr die Schadstoffe entweichen. Die Inversionsschicht liegt bei uns im Allgemeinen zweihundert bis vierhundert Meter über dem Boden. Sie ist für hartnäckigen Nebel verantwortlich, der oft tagelang anhält.

Das macht dicke Luft:

Unsere Luft besteht zu 78 Prozent aus Stickstoff, 21 Prozent Sauerstoff, 0,03 Prozent Kohlendioxid und annähernd 0,97 Prozent Edelgasen. Dieses natürliche Gasgemisch geht mit Rauch, Ruß, Staub, Gasen und fein verteilten flüssigen und festen Schwebstoffen (Aerosolen) sowie mit Dämpfen eine höchst ungesunde Verbindung ein.
Die wichtigsten Luftschadstoffe sind Schwefeldioxid, Stickoxide, Kohlenmonoxid, Ozon, Feinstaub und Kohlenwasserstoffe.

Unser Beitrag zur Luftverschmutzung

Kritisch wird es, wenn in heimischen Öfen und Kaminen zudem tüchtig geheizt wird. Da keine Luftzirkulation erfolgt, bleiben die Rauchschwaden und mit ihnen das stinkende Gas Schwefeldioxid und Schwebstaub unter der Dunstglocke hängen, gerade so wie Zigarettenrauch an der Zimmerdecke.
Aus den großen Kraftwerken, Fabrikschornsteinen und Müllverbrennungsanlagen gelangen ebenfalls Schadstoffe an die Umgebungsluft. Die Auspuffanlagen unserer motorisierten Blechko-

lonnen tragen jedoch den Löwenanteil dazu bei, dass die Inversionsschicht mit Stickoxiden, Schwefeldioxid und Schwebstoffen angereichert wird.

Beispiel Vulkanausbruch – Was ein natürlicher „Luftverschmutzer" anrichtet

Von Menschen erzeugte Gase und Schmutzteilchen beeinflussen die Güte der Luft zwar erheblich. Doch auch die natürliche „Luftbeimengung" ist dafür verantwortlich, dass uns die Luft nicht in ihrer reinsten Form umgibt – und das seit Menschengedenken. Denn immer schon tragen Vulkane, wie der Pinatubo, der Ätna und der Vesuv, ihren Teil zur natürlichen Luftverschmutzung bei, in dem sie Unmengen von Staubpartikeln und Asche in die Atmosphäre schleudern.
Bei der Eruption eines Vulkans gelangen jede Menge Stoffe in die Atmosphäre: Wasserdampf, Kohlendioxid, Schwefeldioxide, Halogene und ihre Säuren. Aus den Gasen, die sich von den Aschenpartikeln lösen, entsteht eine gigantische Wolke, die in schwindelnde Höhen aufsteigen kann. Die Winde zerstreuen die Staubteilchen über den ganzen Globus und bescheren uns neben faszinierenden Sonnenuntergängen eine nur schwer atembare Luft.
Als zum Beispiel 1991 der Pinatubo auf den Philippinen ausbrach, verfolgten Wissenschaftler per Wettersatellit, wie sich eine geschlossene Wolkendecke über die halbe Erdoberfläche ausbreitete. Nie zuvor hatten die Experten in so kurzer Zeit eine so dramatische Änderung des Strahlungshaushaltes der gesamten tropischen Atmosphäre beobachtet.
Nach ihren Modellrechnungen könnten Staub und Aerosole des Pinatubo die Sonneneinstrahlung über den Tropen soweit dämpfen, dass die mittlere Lufttemperatur in dieser Klimazone um zwei Grad sinkt. Falls die Winde das Aerosol in noch höhere Breiten

tragen, könnte nach Ansicht der Atmosphärenphysiker für zwei bis vier Jahre sogar die globale Temperatur um etwa ein halbes Grad sinken. Ein einzelner Vulkanausbruch müsste allerdings schon sehr gewaltig sein, um solch einen spürbaren Einfluss auf unser Wetter und Klima zu nehmen. Es spricht nach Ansicht einiger Klimaforscher eher einiges dafür, dass der vom Menschen erzeugte Staub und auch der Anteil an Kohlendioxid zur Erwärmung der Erde beiträgt. Weil die Wärme, die sonst durch Ausstrahlung verloren geht, in der Atmosphäre zurückgehalten wird.

Smog – Eine unheilvolle Liaison

Die Verbindung von Nebel mit den giftigen Schadstoffen wird als „Smog“ bezeichnet. Der Name wurde um 1900 in London geprägt. Seinerzeit machte ein gelbliches Gemisch aus Rauch (=smoke) und Nebel (= fog) den Bewohnern schwer zu schaffen. Es hatte sich durch den hohen Schwefeldioxid- und Rußgehalt der Luft gebildet, der beim Verbrennen schwefelhaltiger Kohle entstand. Seither muss die Wortschöpfung für jegliche Art der Luftverschmutzung herhalten – vom Sommersmog über den Alltagssmog bis hin zum Elektrosmog (einer erhöhten Belastung durch künstlich erzeugte elektromagnetische Wellen und Felder).

Das Kohlendioxid, das von den Vulkanen ausgestoßen wird, entspricht übrigens nur einem Hundertstel jener Menge an Kohlendioxid, die derzeit jedes Jahr vom Menschen freigesetzt wird. Da wirkt sich das ebenfalls von Vulkanen abgegebene Schwefeldioxid schon eher nachhaltig auf die Atmosphäre aus. In Bodennähe

bildet dieses Gas zusammen mit Wasserdampf einen "sauren Nebel", der wie der saure Regen die Pflanzen schädigt.
Noch verheerender ist die Wirkung, wenn die vulkanischen Abgase mitsamt der feinen Asche und Staubpartikeln in die Stratosphäre gelangen. Dort wirken sie wie ein gigantischer Sonnenfilter, der einen Teil der Sonnenstrahlen reflektiert, bevor sie die unteren Luftschichten und den Erdboden erwärmen können.
Bei diesen Prozessen mischt das Schwefeldioxid offenbar maßgeblich mit. Denn es verbindet sich mit Wasser zu Schwefelsäuretröpfchen, die Wärmestrahlung der Erde auffangen. Dadurch wird, soviel wissen wir heute, die Atmosphäre in größeren Höhen aufgeheizt und die globale Zirkulation stark verändert. Mehr noch: Die Schwefelsäure dämpft die Sonneneinstrahlung und nagt auch an der bereits lädierten Ozonschicht, unterstützt von anderen Gasen wie Chlor und Brom.
Inwieweit mehrere Vulkanausbrüche von der Qualität des Pinatubo unser Klima beeinträchtigen, versuchen Klimatologen und Vulkanspezialisten herauszufinden. Die Forscher interessieren sich insbesondere für die Masse flüchtiger Stoffe, die Aerosole, die an Aschen gebunden sind und mit der Vulkanwolke entweichen.
Wissenschaftler vom Mainzer Max-Planck-Institut hatten vor Jahren schon auf ungewöhnlich hohe Konzentrationen von Luftschadstoffen in der Troposphäre über dem Südatlantik und den umliegenden Kontinenten aufmerksam gemacht, wie sie bisher nur über den belasteten Gebieten Europas und Nordamerikas gemessen worden sind.
Im Luftraum über Südafrika, Zimbabwe, Sambia, Angola, Namibia und Botswana entdeckten die Umweltforscher sehr hohe Konzentrationen von Ozon, Kohlenstoffmonoxid, Stickoxiden, Formaldehyd und Rauchpartikel. Sie gehen davon aus, dass die Schadstoffe sich als Folge der Waldverbrennung in den Amazonasregionen und der Savannen- und Buschbrände im südlichen Afrika gebildet haben. Diese riesigen Feuer sollen das Klima beeinflussen. Zum

einen durch die entstehenden Treibhausgase und zum anderen durch die Aerosolpartikel, die Sonnenlicht in den Weltraum zurückstreuen und die Eigenschaften der Wolken verändern.

Was zu tun ist, wenn das Kind „dicke Luft“ nicht verträgt

• Das Beste wäre ein Tapetenwechsel. Wenn der Sprössling sich einige Wochen in einer Gegend mit klarer und sauberer Luft (zum Beispiel an der See oder im Gebirge) aufhält, können sich seine angegriffenen Atemwege erholen.

Rufen Sie sofort einen Arzt, wenn Ihr Kind

- *einen Anfall von Atemnot hat und sich seine Haut bläulich verfärbt.*
- *ungewöhnlich schnell, geräuschvoll oder hastig atmet.*
- *einen bellenden Husten, eine heisere Stimme und eine geräuschvolle Atmung hat (Verdacht auf Krupphusten).*
- *starke Hustenattacken hat und nachfolgend geräuschvoll einatmet (Verdacht auf Keuchhusten).*
- *über 39 Grad Fieber hat und die Atmung schmerzhaft ist (Verdacht auf Lungenentzündung.)*

Ganz allgemein gilt: Sobald sich das Allgemeinbefinden des Kindes verschlechtert oder der Verdacht besteht, dass gesundheitlich etwas nicht stimmt, sollte man das Kind sicherheitshalber vom Arzt untersuchen lassen.

• Halten Sie den blauen Dunst von Ihrem Kind fern. Auch zu Hause sollte der Nachwuchs nicht mit Schadstoffen in Kontakt kom -

men. Hierzu gehört neben dem Rauchen auch die Ausdünstung von Chemikalien aus Einrichtungsgegenständen.

• Bei asthmatischen Anfällen und Bronchitis ist eine Klimaanlage vorteilhaft, die die Luft austrocknet. Kinder mit Pseudokrupp haben hingegen weniger Atembeschwerden, wenn die Luft feucht gehalten wird.

Das lindert die Beschwerden bei Groß und Klein

• An nebligen Tagen sollte man so wenig wie möglich ins Freie gehen, jede körperliche Überanstrengung und seelischen Stress vermeiden, der den strapazierten Organismus noch mehr belasten könnte.

• Bei **Reizungen der Atemwege** bringen ansteigende Arm- und Fußbäder, Brustwickel mit Senfmehl und Bäder mit Fichtennadelextrakt Erleichterung.

• Äußerlich angewendet als Kompresse, innerlich als Tee und zum Gurgeln eigenen sich hervorragend die Wirkstoffe der Königskerze (Wollblume). Die milde Schleimdroge ist auch Bestandteil vieler Hustenmittel.

• Reichlich Vitamin C in Sanddorn, schwarzer Johannisbeere, Hagebutte und Zitrusfrüchten stärken die Widerstandskräfte.

• Heilpflanzen, die krampflösend wirken und die Atmung erleichtern: Grindeliakraut, Lobelie, Kleines Habichtskraut, Pillenwolfsmilch, Sonnentau und Wildkirsche.

• Bei **Halsschmerzen**, die mit Erkrankungen der Atemwege einhergehen: Kamillen-, Salbei- oder Eibischtee trinken oder mit dem Tee gurgeln.

• Zwiebelwickel: Fein gehackte Zwiebeln in ein dünnes Tuch geben, um den Hals legen und einen Wollschal darum wickeln. Zehn Minuten wirken lassen.

• Die entzündungshemmende Arnika, die sowohl Herz als auch Nerven stärkt, eignet sich bei Halsentzündung und Heiserkeit ebenfalls zum Gurgeln. Als Tee getrunken macht Arnika die verschleimten Bronchien frei.

• Homöopathische Mittel bei trockenen, kratzenden Halsschmerzen: Belladonna D6, bei Halsschmerzen mit verschleimtem Rachen: Phytolacca D6.

• Bei **Hustenanfällen** feuchtkalte Leintücher auf Brust und Bauch legen, bis sie sich erwärmt haben.

• Das wirkt krampf- und schleimlösend: Auszüge aus Thymian, Eukalyptus oder Pfefferminze in heißes Wasser einrühren und die Dämpfe einatmen.

• Lockern den Husten und reinigen die Bronchien: Tee aus Eibischwurzel, Isländisches Moos, Malve, Königskerze, Schlüsselblümchen, Spitzwegerich oder Thymian. (Die Wirkstoffe gibt es auch als Saft zu kaufen, in Apotheken und Naturkostläden.)

• Homöopathische Mittel:
Bei Pseudokrupp: Aconitum D6 oder Spongia D6, bei trockenem und schmerzhaftem Husten: Bryonia cretica D6. Bei Krampfhusten mit Atemnot: Cuprum aceticum D6, wenn zähes Sekret nicht abgehustet werden kann: Antimonium tartaricum D6.

• Bei **Schnupfen** können Augentrost, Goldrute oder Holunderblüten als Tee oder Nasensalbe Linderung bringen.

• Als Badezusatz oder zur Inhalation in heißem Wasser aufgelöst eigenen sich Extrakte aus Eukalyptus, Kiefernnadeln oder auch Kamille.

• Homöopathische Mittel bei allergischem Schnupfen bei Nässe und Kälte: Dulcamara D 6, bei verstärktem Fließen von Nasensekret und trockener Luft: Allium cepa D6.

• Nehmen Sie mit der Nahrung ausreichend die Spurenelemente Zink und Selen auf. Sie verhindern, dass sich giftige Schwermetalle aus dem Straßenverkehr wie Blei, Cadmium und Quecksilber im Körper ablagern. Die besten Quellen für Zink sind Haferflocken,

Vollkornbrot, Vollmilch, Kartoffeln und Bananen. Selen ist reichlich enthalten in Eiern, Milch und Kohlrabi. Auch Kupfer ist wichtig, es stärkt zusätzlich die Immunabwehr. Es kommt unter anderem in Haferflocken, Eiern und Nudeln vor. Spurenelemente gibt's im Handel auch in Tablettenform oder als Tropfen (ebenso als homöopathische Zubereitung).

Ozon: Oben hui, unten pfui

Obwohl in Deutschland das Thema Ozonalarm nicht mehr die Schlagzeilen beherrscht und Mess-Stationen weitaus weniger Tage mit Spitzenwerten registrieren, ist die Gefahr längst nicht gebannt. Denn der permanente Sockelgehalt von Ozon in der Luft steigt und steigt.
Bei uns wird mittlerweile eine ständig vorhandene Sockelbelastung von an die hundert Mikrogramm gemessen. Damit liegt der Wert immerhin fünfmal so hoch wie um das Jahr 1900.
In den 80er und 90er Jahren erlebten wir kaum einen Sommertag, an dem bei strahlendem Sonnenschein nicht nur unsere gute Laune stieg – sondern auch der Ozonwert. Es gab „Ozonalarm“, wenn zuviel von dem aggressiven Reizgas in der Luft war, das nicht nur so „harmlose“ Beschwerden wie Kopf- oder Halsschmerzen, brennende Augen, Reizhusten oder Müdigkeit hervorrufen kann. Ozon setzt auch der körpereigenen Abwehr zu und macht uns anfälliger für Infektionen aller Art.

Noch keine Entwarnung

Auch wenn der Ozonausstoß der Autos dank Katalysator gesunken ist, und die Industrie effektivere Filter einsetzt, verpesten wir nach wie vor die Luft mit den Ozonvorläufern. Auch die globale Erwärmung, Hitzewellen und Trockenheit fördern die Bildung von

Ozon. Insgesamt ist der Trend wenig beruhigend. Zumal von einem steigenden Ozonsockel aus die kritischen Grenzwerte eher erreicht werden.

Ozon bereitet uns Erdenbewohnern in zweierlei Hinsicht Probleme: In der Stratosphäre, wo es das Leben schützen soll, indem es einen Schutzschild bildet, der das irdische Leben vor gefährlichen UV-Strahlen abschirmt und uns damit auch vor Sonnenbrand, Hautkrebs und Augenschäden bewahrt, gibt's immer weniger davon. Dafür haben wir unten am Boden, in der wetter- und wolkenführenden Troposphäre, zu reichlich Ozon.

Hier braut es sich vor allem während sommerlicher Wetterperioden, von Ende März bis Ende September bei klarem Himmel und viel Sonnenschein zusammen. Und zwar völlig unabhängig von der Feuchtigkeit der Lufthülle.
Ideale Voraussetzungen bietet ein Hochdruckwetter mit Temperaturen über 22 Grad Celsius bei geringer Windgeschwindigkeit sowie einer stabilen Lufttemperaturschichtung, die verhindert, dass die Ausgangsstoffe für die Ozonbildung in höhere Luftschichten entweichen.

„Sommersmog“: Eine brisante Mischung

In Zusammenhang mit den hohen Ozonkonzentrationen in der Umgebungsluft ist oft von „Sommersmog“ die Rede. Dieser fotochemische Smog setzt sich aber genau genommen aus einer ganzen Reihe von Substanzen zusammen: Ausgangsstoffe sind organische Gase und Dämpfe, Kohlenwasserstoffe (Mineralöl, verschiedene Benzinarten), Blei, Staub, Ruß und vor allem die anorganischen Gase wie Kohlenmonoxid, Stickstoffoxide und Schwefeloxide.

In diesem aggressiven Cocktail aus fotochemischen Oxidanzien ist Ozon konzentriert enthalten. Deshalb wird dem Ätzgas unter allen anderen Substanzen auch die stärkste Schadwirkung zugeschrieben.
Dabei kommt es wohlgemerkt auf die brisante Mischung an. Denn eine gewisse Ozonkonzentration ist in unserer Atemluft immer vorhanden, weil die uns umgebende Troposphäre in ständigem Austausch mit der stärker ozonhaltigen Stratosphäre steht.
Hinzu kommt, dass auch die UV-Strahlung durch chemische Prozesse die Luft umwandelt, so dass sich dabei unter anderem Ozon bildet. Wobei auch die von den Pflanzen erzeugten Kohlenwasserstoffe eine Rolle spielen. Wenn bei strahlendem Sonnenschein nachmittags der Ozongehalt ansteigt, ist das so gesehen also noch völlig normal.

Bei unseren Altvorderen galt Ozon sogar als Garant für besonders reine Luft. Ozonreiche Luft wurde weithin als gesund gepriesen. Seit einigen Jahren jedoch ist das Reizgas zu einem ernsten Problem geworden, da sich die Ozonbildung durch die vom Menschen freigesetzten Luftschadstoffe unnatürlich beschleunigt. Denn Ozon entsteht auch als Reaktion auf die vermehrt eintreffenden UV-Strahlen, die durch die brüchige Ozonschicht auf die Erde gelangen und in Bodennähe auf die Industrie-, Auto- und Hausabgase einwirken.

Dem dreiatomigen Sauerstoffmolekül werden nicht nur Ernteschäden, das Sterben des Waldes, das Treibhausklima und Zerfallserscheinungen an Baudenkmälern angelastet, auch für die rasante Zunahme von Allergien und Atemwegserkrankungen, von Schleimhautreizungen und Kreislauferkrankungen soll das stechend-faulig riechende Gas mitverantwortlich sein. (Ozon kommt vom griechischen „ozein“, duften, stinken. In geringer Konzentration riecht Ozon wie Heu.)

Das Reizgas geht sofort zum Angriff über

Wenn unser Körper auf die hohe Giftgaskonzentration reagiert, kann sich das so bemerkbar machen: Der Kopf schmerzt, Rachen und Hals sind gereizt, es kommt zu Hustenanfällen, hinter dem Brustbein ist ein gewisser Druck zu spüren, man jappst nach Luft, die Augen brennen und tränen, man fühlt sich unerklärlich schlapp und müde. Einige von uns reagieren "hypersensibel" auf Ozon. Be i ihnen können die Beschwerden oft mehrere Tage lang bestehen, während die Symptome normalerweise nach ein bis drei Stunden abklingen.

So macht sich die Ozoneinwirkung bemerkbar:

- *Brennende und tränende Augen*
- *Kopfschmerzen*
- *Müdigkeit*
- *nachlassende Leistungsfähigkeit*

Bei besonders empfindlich reagierenden Menschen:

- *Entzündete Nasenschleimhäute („Sommerschnupfen“)*
- *Gereizter und trockener Rachen*
- *Hustenanfälle*
- *Verschleimte Bronchien*
- *Enge- und Druckgefühl in der Brust*
- *Schmerzen beim Einatmen*
- *Atemlosigkeit*
- *Übelkeit.*

Luft-Schadstoffe, die uns krank machen:

- ***Schwefeldioxid*** *ist ein farbloses, stechend riechendes Gas, das hauptsächlich bei der Verbrennung von Öl und Kohle entsteht. Das wasserlösliche Reizgas kommt vor allem im Smog in hoher Konzentration vor. Es reizt Augenschleimhäute und kann die Atemwege massiv schädigen.*

- ***Stickoxide*** *entstehen aus der Verbindung von Stickstoff und Sauerstoff, aus dem sich an der Luft Stickstoffdioxid bildet: ein braunrotes giftiges und oxidierendes Gas, das unter anderem bei Temperaturen entsteht, die über tausend Grad erreichen, z .B. in Verbrennungsprozessen in Autoabgasen und Müllverbrennung. Das umweltschädliche Gasgemisch erschwert die Durchblutung der Lungen und belastet so Herz- und Kreislauf. Stickstoffdioxid ist ein wesentlicher Ausgangsstoff für das Entstehen von Ozon, das ebenfalls die Atemwege schädigt und sich nachteilig auf Herz und Kreislauf auswirkt.*

- ***Kohlenmonoxid*** *ist ein sehr giftiges Gas, das wir weder sehen noch riechen oder schmecken können. Es entsteht bei jeder unvollständigen Verbrennung, vor allem in Auspuffgasen von Otto-Motoren, dem Abgas schlecht gelüfteter Kohle- und Ölöfen und auch bei Schwelbränden.*
Kohlenmonoxid verbindet sich mit dem Blutfarbstoff dreihundert Mal stärker als Sauerstoff. Dadurch verhindert es den Transport von Sauerstoff und kann das Zentralnervensystem in wenigen Minuten lahm legen. Erste Symptome sind Schwindel, Mattigkeit und Kopfschmerzen. Bei Konzentrationen über 0,07 Prozent kommt es zu Ohnmacht, Puls- und Atemsteigerung, schließlich zu Bewusstlosigkeit und Tod.

• **Ozon** *ist ein farbloses bis blaues Gas (je nachdem, wie stark es konzentriert ist). Es hat im Gegensatz zum normalen Sauerstoff, dem O2, ein drittes Sauerstoffatom. In der oberen Stratosphäre, der Ozonschicht, ist am meisten von dem dreiatomigen Sauerstoff vorhanden. Dort bildet es sich durch die intensive Sonnenstrahlung. Ozon am Boden entsteht aus Stickoxiden und Kohlenwasserstoffen, ebenfalls unter Sonneneinstrahlung.*

• **Feinstaub** *ist ein ultrafeiner Staub, der mit bloßem Auge nicht zu sehen ist. Seine winzigen Partikel halten sich über große Strecken viel länger in stehenden Luftschichten als grober Staub. Was üblicherweise als Feinstaub bezeichnet wird ist oft ein Gemisch aus grobem Staub und Feinstaub. Es entsteht durch natürliche Vorgänge wie Pollenflug, Vulkanausbrüche, Saharastaub, Erosion von Gesteinen, Seesalz durch Gischt, Waldbrände oder Teile von Kleinstlebewesen.*
Doch auch wir Menschen produzieren die Staubpartikel bei Verbrennungsprozessen in Kraftwerken oder privaten Heizungsanlagen beispielsweise, in der Landwirtschaft oder im Straßenverkehr. Allein schon durch den Abrieb von Reifen, Bremsbelägen oder aufgewirbeltem Straßenstaub entsteht schädlicher Schwebstaub. Das heimtückische daran: Er wird weder von den Härchen in der Nase noch von den Schleimhäuten im Nasen-Rachenraum davon abgehalten, tief in die Lungen einzudringen.

• **Kohlenwasserstoffe** *kommen als gasförmige, flüssige oder feste Substanzen vor. Sie entstehen, wenn fossile Brennstoffe wie Holz, Kohle und Öl und andere organische Materialien nur unvollständig verbrannt werden. Eine ganze Reihe dieser Substanzen sind als Krebsauslöser bekannt, so etwa das Benzopyren im Ruß von Dieselmotoren.*

Wer sich körperlich belastet und dabei längere Zeit ozonhaltige Luft einatmet, riskiert, dass bei Werten ab 160 Mikrogramm pro Kubikmeter Luft auch das tiefere Lungengewebe gereizt wird. Denn anders als die anderen Umweltgifte wie Blei oder Kohlenmonoxid, die zunächst den menschlichen Organismus durchwandern, ehe sie sich an einem Organ zu schaffen machen, geht das hinterhältige Reizgas stets auf direktem Weg zum Angriff über. Es dringt in entlegene Lungenverästelungen bis in die empfindlichen Lungenbläschen vor, um dort seine zersetzendes Werk zu verrichten.

Freie Bahn für die Erreger

Weil das Lungengewebe durch das Ozon zeitweise durchlässiger wird, verschafft es allergieauslösenden Pollen oder Schadstoffen einen leichteren Zugang in das Gewebe. Außerdem haben experimentelle Untersuchungen gezeigt, dass die Luftschadstoffe das Immunsystem verändern können und somit den Weg frei machen für klassische Infektionen.

Bereits geringe Ozonkonzentrationen greifen wichtige Schutzkomponenten der Augen, Proteine und Immunglobuline an. Bei zunehmender Konzentration nimmt der Proteingehalt mehr und mehr ab, bis die Proteinbestandteile schließlich völlig zerstört sind. Ozon steht schon länger in dem Verdacht, krebserregend und erbgutverändernd zu sein.

Nicht nur die Kleinsten sind gefährdet

Bei Kindern kann das hinterhältige Sommergift am meisten Schaden anrichten. Da sie einen höheren Atemdurchsatz haben, nehmen sie sehr viel mehr von dem farblosen Gas auf, als ein Erwachsener. Bei den Kids reichen bereits 140 Mikrogramm Ozon pro Kubikmeter Luft aus, um die Lungenfunktion empfindlich zu stören. Aber es trifft nicht nur die Schwächsten: Wer sich sportlich oder auf andere Weise unter freiem Himmel körperlich betätigt, führt seinen Lungen ebenfalls mehr von dem ätzenden Stoff zu, als das sonst der Fall wäre. Zum Vergleich: Das normale Atemvolumen beträgt im Sitzen sieben Liter pro Minute. Bereits beim strammen Gehen atmen wir dreißig Liter Luft ein, beim Joggen sind es sogar hundert Liter. Wer sich trotz aller Warnungen bei hohen Ozonwerten kräftig ins Zeug legt, malträtiert seinen Körper zweifellos mehr als ihm gut tut.

Ozon als Sommerkrankmacher: Legende oder Wahrheit?

Die Dosis, bei der es bei jung oder alt zu fühlbaren Symptomen kommt, ist von Mensch zu Mensch sehr unterschiedlich. So streiten die Experten auch darüber, von welchem Schwellenwert an Ozon für unsere Gesundheit schädlich werden kann. Einzelne Wissenschaftler meinen sogar, es sei mehr Legende als Wahrheit, wenn Ozon als klassischer Sommerkrankmacher und Husten-Erreger angesehen werde. Sie halten eine Konzentration von bis zu 200 Mikrogramm pro Kubikmeter gesundheitlich für völlig unbedenklich, und das selbst für Risikogruppen wie Asthmatiker und Menschen mit anderen Lungenerkrankungen wie etwa „COPD“, bei der die Bronchien dauerhaft verengt sind.

Bei darüber liegenden Werten reiche es, insgesamt kürzer zu treten. Erst bei annähernd 400 Mikrogramm brauche die Bevölkerung davor gewarnt zu werden, im Freien körperlich zu arbeiten. Manche Heilkundler sind dagegen überzeugt, dass Ozon ein aggressives Reizgas ist und schon in geringen Konzentrationen als Zellgift wirkt. So hat man bereits bei deutlich niedrigeren Ozonwerten messbare Veränderungen von Lungenfunktionen (etwa entzündliche Reaktionen des Gewebes) und eine Zunahme von Asthma-Anfällen nachgewiesen.

Wo die Ozon-Gefahr am größten ist

Der Süden Deutschlands hat die stärkste Ozonbelastung. In Baden-Württemberg zum Beispiel ist die Konzentration doppelt so hoch wie im Norden. Dabei werden die höchsten Konzentrationen nicht in den großen Städten gemessen, es sei denn, sie haben eine ungünstige Kessel- oder Tal-Lage, sondern in den Randzonen, in den Grüngürteln der Städte und weit davon entfernt auf dem Land.
In den Mittelgebirgen ist die Ozonkonzentration deutlich höher als in den Metropolen.

Dass selbst für gesunde Menschen die verunreinigte Luft auf Dauer ein Risiko darstellt, haben US-Wissenschaftler schon vor Jahren in einer groß angelegten Studie festgestellt. Danach war bei Menschen, die in stark verschmutzten Gebieten wohnten, die Gefahr an Lungenkrebs zu sterben, um 26 Prozent höher als bei jenen, die sich in sauberer Luft aufhielten.
Das Paradoxe ist, dass die Ozonkonzentration draußen auf dem Lande deutlich höher ist als in der Stadt. Dafür gibt es eine einleuchtende Erklärung: Weil in der Stadt mehr Autos fahren, gibt es dort weniger Ozon. Und das verhält sich so: Die schädlichen Autoabgase erzeugen Ozon, bauen es aber auch teilweise wieder ab. In der Stadt, in der auch nachts die Blechkarossen mit ihren Abgasen die Luft verpesten, sorgt ein komplizierter chemischer Prozess dafür, dass die Sauerstoffanteile der Stickoxide sich mangels Sonnenlicht nicht mehr mit dem zweiatomigen Sauerstoff-

molekülen aus der Luft verbinden können. Dieser Vorgang lässt im Dunkeln die Ozonwerte wieder sinken. Auf dem freien Land hingegen, wo sich aus den meist „eingeflogenen“ Ausgangsstoffen ebenfalls Ozon gebildet hat, fehlen die chemischen Reaktionspartner, die den Ozonzerfall während der Nacht bewirken. Ozon bleibt hier Ozon.

Wozu Mediziner Ozon benutzen

In der Medizin schätzt man seit langem die desinfizierende und durchblutungsfördernde Wirkung des Ozons. Ärzte verwenden das Reizgas unter anderem bei Hautkrankheiten (Ekzemen), Rheumatismus, Herzbeschwerden, Asthma, Lungenemphysem, bei arteriellen Durchblutungsstörungen sowie Gelbsucht und Infektionen durch Herpes-Viren und nicht zuletzt bei psychischen Depressionen. Der Super-Sauerstoff kann je nach Konzentration Krankheitserreger abtöten, lahm gelegte Funktionen aktivieren und die Immunabwehr stärken. „Medizinisches Ozon“ setzt man auch in Schwimmbädern ein, um das Wasser zu desinfizieren. Immerhin vernichtet es hier 99 Prozent der Keime, darunter die berüchtigten Kolibakterien. In den Flugzeugen soll es die Luft in den Kabinen keimfrei halten.

Ozon steht im Verdacht, diese Gesundheitsschäden hervorzurufen:

- *Entzündungen der Lunge und der oberen Atemwege (Bronchitis)*
- *Allergische Reaktionen (wie allergisches Asthma)*
- *Schwächung des Immunsystems, erhöhte Anfälligkeit für andere Schadstoffe*
- *Veränderungen des Erbgutes*
- *Entartung der Zellen (Krebs)*

So schützen Sie sich vor erhöhten Ozonkonzentrationen

Um rechtzeitig zu verhindern, dass der Organismus zuviel von dem Reizgas aufnimmt, ist es hilfreich, die Prognosen über die erwarteten Ozonkonzentrationen oder die aktuellen Messwerte für seine Region zu kennen.

Informieren Sie sich über die Ozonbelastung

- Verfolgen Sie die Wetterberichte in den Medien.
- Bei den einzelnen Wetterämtern können Sie über einen telefonischen Ansagedienst rund um die Uhr die aktuellen Ozonwerte und die Vorhersage für den nächsten Tag erfahren.
- Tageszeitungen veröffentlichen die Ozondaten vom Vortag. Bei gleicher Wetterlage lässt sich die aktuelle Situation einschätzen.
- Ab einer Konzentration von 180 Mikrogramm pro Kubikmeter Luft wird Ozon-Warnung gegeben. Einige Gemeinden haben Bür-

gertelefone eingerichtet, die bei Ozonalarm besetzt sind.
• Auf den Internetseiten www.umweltbundesamt.de oder www.wetteronline.de/ozon können Sie nachlesen, wann und wo zuviel Ozon in der Luft ist.
• Achten Sie als Autofahrer bei strahlendem Sonnenschein und Ozon-Wetterlage auf Durchsagen im Verkehrsfunk. Dort erfahren Sie, wann Tempolimits wirksam werden. Diese gelten dann bei Tag und Nacht, ihre Aufhebung wird ebenfalls im Radio bekannt gegeben.
• Videotexttafeln im den dritten Fernsehprogrammen geben die aktuellen Luftmessdaten bekannt.
• Hohe Werte können Sie übrigens auch an bestimmten Pflanzen ablesen: Die Blätter von Scheinquitte, Hartriegel, Hain- und Weißbuche, Douglasie und nicht zuletzt die Tabakpflanze sind ein Indikator der Ozonbelastung. Das Ausmaß der Schädigung, die Flecken und Verfärbungen, lassen ein Rückschluss auf den Ozongehalt der Luft zu.

So fühlen Sie sich auch bei steigenden Ozonwerten wohl

• Halten Sie sich zwischen elf und siebzehn Uhr möglichst wenig in der Sonne auf. Reduzieren Sie in dieser Zeit auch Ihr Abhärtungsprogramm gegen den Wetterstress. Unternehmen Sie nur kurze Spaziergänge anstelle ausgiebiger Fitnessmärsche.
• Ansonsten brauchen Sie auf gesunde Bewegung nicht zu verzichten. Machen Sie sich aber nur in den frühen Morgenstunden auf die Socken, solange die Ozonkonzentration 120 Mikrogramm pro Kubikmeter Luft nicht überschritten hat.
• Auch andere körperliche Aktivitäten im Freien sollten nicht auf die Nachmittagsstunden gelegt werden, wenn die Ozonwerte die Rekordmarke erreichen. Das gilt übrigens auch für Kinder, die

außerhalb der Spitzenbelastungszeiten draußen sein können. Sollten die Kleinen empfindlich reagieren, mit Reizungen an den Augen oder der Nasenschleimhäute zum Beispiel, ist unbedingt ein „Heimspiel“ anzuraten.

- Legen Sie bei Beschäftigungen im Freien häufiger eine Pause ein, wenn Ihnen die Luft wegbleibt. Das gilt insbesondere, wenn Sie einer Risikogruppe angehören. Dazu zählen Menschen mit geschwächten Abwehrkräften, Atemwegserkrankungen oder Allergien. Es betrifft ebenso Schwangere, Leistungssportler und Leute die berufsmäßig im Freien arbeiten.
- Ziehen Sie sich zum Relaxen in den Schatten zurück. Hier sind die Ozonwerte zwar auch nicht geringer, aber man erholt sich im kühlen Schatten angenehmer als in der Gluthitze.
- Versuchen Sie nur durch die Nase zu atmen. Dabei werden etwa vierzig Prozent des Ozons ausgefiltert, es gelangt somit nicht in die Lunge.

Holen Sie rechtzeitig ärztlichen Rat ein

Es muss nicht immer an der hohen Ozonkonzentration liegen, wenn die genannten Symptome auftreten. Auch die große Hitze kann daran beteiligt sein, ebenso können sich anbahnende Erkältungen, ein Heuschnupfen, Allergien und andere gesundheitliche Störungen derartige Beschwerden hervorrufen. Sprechen Sie deshalb im Zweifel mit Ihrer Ärztin/Ihrem Arzt, wenn die Symptome länger anhalten.

- Setzen Sie eine Schutzmaske auf, wenn Sie sich in verkehrsbelasteten Gegenden aufhalten müssen. Es gibt spezielle Atemschutzmasken, die vor Feinstäuben, Nebel und Rauch bzw. vor

krebserregendem Benzol und anderen Auspuffgasen schützt.
• Wenn Ihnen Ozon merklich zu schaffen macht, bleiben Sie in der Wohnung. Dort sind die Ozonwerte geringer, weil sich das Reizgas an der Oberfläche von Möbeln, Tapeten und Bücherregalen schnell abbaut.
• Und das ist wichtig: Lüften Sie morgens und abends gut durch und halten Sie tagsüber Fenster und Türen möglichst geschlossen. Die Ozonbelastung sinkt dann um etwa zwanzig Prozent.

Wenn Sie bereits Beschwerden haben, helfen symptomlindernde Mittel

• Bei entzündeten **Augen** macht „Augentrost" seinem Namen alle Ehre. Ein Tuch mit Tee aus dem Kraut tränken und als warme Kompresse auf die Augen legen. Fenchel, die Kanadische Gelbwurzel und die Ringelblume sind für Kompressen ebenfalls geeignet.
• Homöopathische Mittel bei milden Augensekret: Allium cepa D6, bei brennenden, entzündeten Augen: Euphrasia D3 (Die Mittel innerlich anwenden, nicht ins Auge träufeln.)
• Vitamin A wirkt nicht nur bei der Behandlung vieler Augenkrankheiten, es stärkt auch die Widerstandskraft gegen **Atemwegserkrankungen.** Natürliche Quellen sind Lebertran, Leber, Karotten, grüne und gelbe Gemüsesorten, Eier, Milchprodukte gelbes Obst wie Aprikosen. Am besten wirkt das Vitamin zusammen mit den Vitaminen des B-Komplexes, mit Vitamin D und E sowie Kalzium, Phosphor und Zink.
• Ein weiteres Vitamin, das eine Reihe von Beschwerden lindern soll, die gerade bei Ozon- und anderen Schadstoffbelastungen auftreten, ist die Pangamsäure. Es steht als B15 allerdings noch auf dem Prüfstand der Wissenschaftler. Es ist nichtmal sicher, ob es überhaupt zu den Vitaminen zählt. Forschungsergebnissen

zufolge kann es jedoch enormes leisten, so soll die Säure gegen Schadstoffe schützen, bei Angina pectoris und Asthma Erleichterung schaffen, nach Erschöpfungszuständen die Erholung beschleunigen und das Immunsystem anregen. B15 steckt vor allem in Bierhefe, unpoliertem Reis, Vollkorn, Kürbiskernen und Sesamkeimen.

• Wenn Sie im Freien plötzlich einen „Ozon-Anfall" haben, halten Sie sich sofort ein nasses Taschentuch vor den Mund.

• Gegen alle Reizungen der Atemwege hilft ein Tee aus Blüten der Königskerzen. Diese milde Schleimdroge wirkt beruhigend und krampfstillend – und das nicht nur bei starkem Husten, auch bei Asthma, Nervosität und Magenbeschwerden.

• Von den Rohsäften, die auf die Atemwege wirken, haben sich Rettich, Meerrettich, Kresse, Zwiebel und Knoblauch, ebenso Karotten und Sellerie bewährt.

• Ansteigende Armbäder und Wechselfußbäder sind bei Atemwegsbeschwerden günstig. Außerdem zu empfehlen: Kamillen-Inhalationen, Sauna, kalte Ganzwaschungen.

• Steigen Sie bis zum Nabel etwa zehn Sekunden lang in eine Wanne voll kaltem Wasser. Das hilft bei nervöser Erschöpfung und leichtem Asthma.

• Bei Verschleimungen der Bronchien hilft ein Tee zum „Abhusten" aus Primelwurzel, Thymian, Spitzwegerich, Islandmoos und Sonnentau zu gleichen Teilen.

• Das ist wohltuend bei Asthma, Bronchitis und Angina: Ein Sud aus der Pimpinellenwurzel.

• Wirkungsvoll bei Anfällen von Atemnot: Thymian als Tee, Extrakt oder Sirup. Oder eine Teemischung aus Thymian, Sonnentau, Schöllkraut, Mannstreu und Anis zu gleichen Teilen.

• Homöopathisches Mittel bei asthmatischen Beschwerden:
Arsenicum album D12, Carbo vegetabilis D6, Cuprium aceticum D6. Zur Schleimlösung in Hals, Nase und Rachen: Antimonium sulfuratum aurantiaticum D4.

Bei plötzlichen Hustenanfällen: Ammonium bromatum D12.
• Reizungen in Hals und Rachen lindert Gurgeln mit Arnika-Tinktur. Arnika als Tee getrunken (nicht mehr als eine Tasse täglich) macht verschleimte Bronchien frei, regt Herz und Nerven an.

• Diese Nahrungsmittel sollen die **Übelkeit** vertreiben: Gerste, Mais, Champignons, Erdnüsse (in kleinen Mengen), junge grüne Erbsen, Kartoffeln, Reis, Mung-Sprossen, Tomaten, Weizenkeime. Auch Ingwer in kleinen Mengen gegessen, als Pulver oder frisch gewürfelt, zum Beispiel als Zutat zu Obstsalaten, hilft bei Übelkeit.
• Vitamin B1 (Thiamin) und B6 (Pyridoxin) können ebenfalls Übelkeit lindern. Die besten natürlichen Quellen von Vitamin B1: Trockenhefe, Reis, Vollkorn, Haferflocken, Erdnüsse, Schweinefleisch, die meisten Gemüsesorten, Weizenkleie und Milch. Vitamin B6: Bierhefe, Weizenkleie, Weizenkeime, Leber, Niere, Herz, Zuckermelone, Kohl, Sojabohnen, Milch, Eier, Rindfleisch.
• Beruhigt den Magen: Tee aus Baldrian und Kamille.
• Homöopathische Mittel gegen Übelkeit: Cocculus D4.

• Gegen **Kopfschmerzen, Müdigkeit und Leistungsschwäche** können Sie mit den sanften Mitteln zu Felde ziehen, die bereits im zweiten Kapitel genannt wurden.
• Vielleicht bringt auch das Erleichterung: Wer bei hohen Ozonwerten Atemprobleme, Konzentrationsschwäche und körperliche Erschöpfung verspürt, dem soll reiner Sauerstoff aus der Dose helfen. In Apotheken gibt es die kleinen Sauerstoffbehälter, die kaum mehr wiegen als eine Schachtel Zigaretten. Man inhaliert "die reine Energie" einfach über Mund und Nase. Wer so seine Lunge "entschlackt" und das Blut mit purer Energie anreichert, wird sich, so heißt es, danach gleich viel besser fühlen.
• Für die meisten Beschwerden, die durch Ozon ausgelöst werden, gibt es gleich mehrere Akupressurpunkte. Am besten, Sie

besorgen sich eine anschauliche Vorlage im Buchhandel, damit Sie die richtigen Druckstellen auf Anhieb treffen.

Gut zu wissen:
Stärken Sie Ihr Immunsystem auch weiterhin, um sich gegen die Widrigkeiten des Wetters zu wappnen. Bleiben Sie also auch zu Zeiten starker Ozonbelastung am Ball – mit vernünftiger Ernährung, richtiger Bewegung und den bewährten Abhärtungsmaßnahmen, die Sie bereits auf den vorderen Seiten kennen gelernt haben. Wichtig ist, das körperliche Fitnesstraining in die frühen Morgen- oder späten Abendstunden zu legen. Falls Sie auf dem Land leben, wo sich die hohen Ozonwerte hartnäckig halten, ist es jedoch günstiger, die sportlichen Aktivitäten im Freien ganz zu verschieben, bis sich das Wetter ändert.

Was Sie sonst noch tun können

- Häufiger öffentliche Verkehrsmittel benutzen.
- Kurze Wege nicht mit dem Auto fahren. Besser zu Fuß gehen oder das Fahrrad benutzen.
- Mit öffentlichen Verkehrsmitteln, mit dem Fahrrad oder gemeinsam mit anderen in nur einem Auto zur Arbeit fahren.
- Die Benzinkutsche ganz stehen lassen, sobald die Ozonwerte die Marke von 180 erreicht haben.
- Wasserlösliche Farben und Lacke verwenden, die keine oder nur geringe Mengen an organischen Lösungsmitteln enthalten.
- Anstelle von organischen Reinigungsmitteln nur noch wasserlösliche Produkte einsetzen.
- Energie einsparen, wo es nur geht.

Natürliche Luftverunreinigung durch Pilze und Pollen

Eine ganz alltägliche Art von natürlicher „Luftverunreinigung" erleben wir hierzulande praktisch allerorten: Die Rede ist von dem Blütenstaub von Bäumen, Gräsern und anderen Pflanzen, aber auch von Sporen von Hefe-, Schimmel- oder Mehltaupilzen. Wenn es draußen trocken und warm ist, schwirren diese winzigen Partikel überall durch die Luft und lassen keinen von uns aus.

Auch hier ist es, man ahnt es schon, nicht anders als bei den übrigen Reizen auch, die von außen auf uns einwirken: Robuste Naturen werden im Allgemeinen leicht damit fertig. Während empfindliche oder gesundheitlich angeschlagene Menschen der massiven Invasion der Übeltäter oft nicht gewachsen sind. Ihr Organismus antwortet mit einer übersteigerten Abwehrreaktion, wenn die mikroskopisch kleinen Armeen der Lüfte über ihn herfallen.

Das kann mitunter ernste Folgen haben. So etwa, wenn inhalierte Pilzsporen den Atemtrakt infizieren und von dort in andere Gewebe des Körpers gelangen. Außer Infektionen können Pilzsporen auch allergische Reaktionen hervorrufen – häufig mit typischen „Heuschnupfen"-Symptomen wie laufender Nase, anhaltendem Schnupfen, Niesanfällen, juckenden, tränenden und manchmal geröteten Augen sowie Lichtempfindlichkeit. Manchmal kommen noch Beschwerden in den Nebenhöhlen und im Gehörgang dazu, sowie asthmaartige Hustenanfälle.

Wer bereits allergisch veranlagt ist, eine geschwächte Immunabwehr hat oder auch sonst körperlich und seelisch angeknackst ist, den erwischt es am ehesten. (Einen Heuschnupfen kann man sich, wie man sieht, also auch ganz ohne Heu zuziehen.)

Was Allergikern blühen kann

Das Martyrium der Allergiker nimmt mit Beginn des Frühlings zu, sobald der Wind die ersten der fast viertausend verschiedenen Blütenpollen-Arten weithin übers Land trägt. Es gibt kaum einen Platz, an dem Allergiker von ihnen verschont bleiben. Erst wenn Regen fällt, setzen die Tropfen die winzigen Plagegeister am Boden Schach matt – bis die nächste Blütenstaub-Armada bei schönstem Wetter einen Angriff auf ihre Schleimhäute startet. Von dort wandern sie geradewegs in die Blutbahn.

Der Organismus versucht die Eindringlinge abzuwehren, indem er Antikörper der Gruppe Immunglobuline (IgE) bildet. Sie heften sich an die Zellen und warten, bis sich erneut ein Allergen sehen lässt. Um dann sofort Alarm zu schlagen. Daraufhin versucht der Körper, mit Niesen und Schnupfen die winzigen Plagegeister in die Flucht zu schlagen.

Wenn die Nase ohne Unterlass läuft, die Mund- und Rachenschleimhäute gereizt sind und die ständig mit Sekret gefüllten Nebenhöhlen oft unerträgliche Kopfschmerzen bereiten, dann ist der Abwehrkampf in vollem Gange. Bei vier von fünf Heuschnupfen-Kranken zeigen sich vorwiegend Symptome an der Nase. Bei jedem fünften jucken und tränen die geröteten Augen.

Schadstoffe und Pollen ziehen gemeinsam zu Felde

In den letzten Jahren haben die Pollenallergien (medizinisch: Pollinosen) drastisch zugenommen. Fast jeder zehnte Bundesbürger leidet an einer Pollenallergie. Allergologen machen die Schadstoffe in der Luft dafür verantwortlich, die nachweislich zu einer größeren Pollendichte, vor allem in der Großstadtluft, geführt haben. An manchen Tagen schwirren dort 5600 pro Kubikmeter durch die Luft – und schlappe vier sind bereits in der Lage, eine Allergie

hervorzurufen. Die Pollen haben sich mittlerweile mit ihren Flugrhythmus auf das Stadtleben eingestellt. Während sie früher am liebsten in den Morgenstunden auf den Weg machten, sind sie heutzutage in den Citys selbst abends und nachts noch unterwegs – und das stets befrachtet mit Schadstoffen.
Tauchen die so beladenen Pollen in der Nasenschleimhaut des Allergikers auf, lösen sie nicht nur eine heftige Abwehrreaktion aus, sondern greifen auch die Schleimhaut selbst an und verändern sie. Mit der Folge, dass der geplagte Allergiker noch anfälliger für die nächste Pollenattacke wird.

Hierbei kann es zu einer „Kreuzreaktion" kommen:

Pollen von Bäumen und Sträuchern wie Birke, Erle, Haselnuss	*Nüsse, vor allem Haselnüsse (auch in Süßigkeiten und Brotaufstrich)*
Gras- und Getreidepollen	*Getreideprodukte, Mehle, Kleie*
Kräuter- und Blumenpollen	*Kräutertees (Kamille!), pflanzliche Arzneien, Gewürze, Gemüse*

Mehr noch: Es besteht die Gefahr, dass sein Organismus früher oder später auch gegen andere Stoffe übermäßig reagiert, etwa gegen Nahrungsmittel. Derartige „Kreuzallergien" gibt es bei botanisch verwandten Pflanzen wie Birkenpollen und Haselnüssen. Außerdem kann der Heuschnupfen von den oberen Atemwegen eine Etage tiefer in die Bronchien übergreifen und ein gefährliches Asthma entwickeln. Einige Wissenschaftler haben unlängst die organischen Schadstoffe aus Autoabgasen genauer ins Visier genommen. Denn sie bewirken, dass winzige Allergenpartikel aus den Pollen in die Luft freigesetzt werden. Diese Partikel können tiefer in die Atemwege eindringen als die Pollen selbst - und so allergische Menschen ungleich stärker belasten.

Die Gefahr besteht...

dass sich bei allergischen Reaktionen das Allergiespektrum im Laufe der Zeit ausweitet. Mit der üblen Folge, dass der Körper auch auf andere Stoffe reagiert – so etwa auf Pflanzenpollen, Tierhaare und Haustaubmilben oder auf bestimmte Lebensmittel – was schließlich zu erheblichen gesundheitlichen Beeinträchtigungen führt.
Denn nicht selten wechselt die Erkrankung dabei die Etage und zieht von der triefenden Nase und den brennenden Augen in die tiefer gelegenen Bronchien und die Lunge.
Weil das so ist, sollte man schon bei ersten Anzeichen, wie länger anhaltendem Schnupfen, Reizungen der Augenbindehäute oder Atemproblemen zum Arzt zu gehen.
Zumal viele Beschwerden, die für eine allergische Erscheinung gehalten werden, auch für andere Krankheiten typisch sind.

Außerdem haben Forscher jüngst Anhaltspunkte dafür gefunden, dass auch die Neurodermitis (medizinisch: Atopisches Ekzem) bei einigen Patienten durch Allergene aus der Umwelt ausgelöst wird. Vordem gingen die Mediziner davon aus, dass die mit quälendem Juckreiz, mit Rötung und Schuppung einhergehende Hauterkrankung durch Licht provoziert wird. Inzwischen aber konnten Immunitätsforscher nachweisen, dass Allergene von Pollen nicht nur auf der Haut liegen, sondern die Hornschicht passieren und etwa einen halben Millimeter darunter die allergische Reaktion auslösen. Das erklärt nach Ansicht der Wissenschaftler auch, weshalb Patienten ihren Krankheitsschub genau im April oder Juni bekommen, sobald die Birken- oder Gräserpollen fliegen.

So halten Sie sich die Pollen vom Leibe

- Lassen Sie die Fenster nachts zu, denn viele Pollen fliegen (wie etwa die Birkenpollen) in der Nacht oder in den frühen Morgenstunden.
- Benutzen Sie im Auto einen Pollenfilter oder schalten Sie während der Fahrt die Lüftung aus. Halten Sie auch hier die Fenster geschlossen.
- Meiden Sie in der Pollensaison Wiesen, auf denen gerade gemäht wird, aber auch Wälder und waldreiche Gegenden. Denn die Blätter der Bäume halten den Blütenstaub fest. Wenn es geregnet hat, kann man danach getrost durch den Wald wandern.
- Ideal ist ein Aufenthalt im Küstengebiet, weil der Wind den Blütenstaub meist zum Land hin weht.
- Denken Sie bei Ihrer Urlaubsplanung daran: Im Süden beginnt die Blütezeit ein bis zwei Monate früher, im Hochgebirge einen Monat später.
- Duschen Sie sich von Kopf bis Fuß, bevor Sie schlafen gehen. Andernfalls wandern die Pollen mit ins Bett und quälen Sie dort.
- Ein Klimagerät, das feinen Blütenstaub und andere Allergene wie Pilzsporen aus der Luft herausfiltert, kann den Aufenthalt im Haus erträglicher machen. Im Schlafzimmer aufgestellt, kann sich Ihr Immunsystem nachts regenerieren und stabilisieren.
- Wenn Sie extrem empfindlich sind: Spannen Sie sich ein Mikro-

Fließ vor den Mund, wenn Sie das Haus verlassen. Es hält die Pollen aus der Atemluft zurück.

- Versuchen Sie es vorbeugend mit dieser Nasenspülung: Abwechselnd durch das linke und rechte Nasenloch mehrmals kaltes Wasser hochziehen und kurz durchschnauben. Es ist anfangs etwas unangenehm, aber es kräftigt die Schleimhäute und erhöht somit ihre Abwehrkraft.
- Trinken Sie keine Instant-Tees, denn manche enthalten ein eiweißhaltiges Trägermaterial, das Allergien verstärken kann.
- Vermeiden Sie Nahrungsmittel, die viel Histamin enthalten. Dazu gehören Fische mit dunklem Fleisch und reifer Käse. Erdbeeren und Tomaten regen den Körper dazu an, viel Histamin auszuschütten. Im Verbund mit anderen Hormonen bewirkt Histamin die allergische Entzündung, bei der beispielsweise die Nase läuft und die Haut juckt.
- Falls Sie bereits unter Allergien leiden, sollten bei Müsli oder Vollkornbrot zurückhaltend sein. Denn Nahrungsmittel-Allergien werden vor allem durch Naturprodukte ausgelöst. Pollenallergiker sind hier besonders gefährdet.
- Versuchen Sie es mit der regelmäßigen Einnahme von Kalzium. Dieser Mineralstoff hat eine stabilisierende Wirkung auf die Zellen und kann allergische Reaktionen lindern. Praktisch und gut zu dosieren sind Brausetabletten, die in Wasser aufgelöst werden.
- Bei Heuschnupfen hat sich diese Teemischung bewährt: Zwei Teile Holunderblüten und je ein Teil Augentrost, kanadische Gelbwurzel und Meerträubchen. Der Tee sollte schon einigen Wochen vor dem erwarteten Pollenflug getrunken werden, damit die antiallergischen Substanzen rechtzeitig wirksam werden.
- Empfohlene Vitamingaben bei allergischen Schnupfenanfällen und Hautjucken: Vitamin B-Komplex, zweimal täglich, jeweils 1000 Milligramm Pantothensäure und Vitamin C, dreimal täglich in Tablettenform oder als Brausepulver einnehmen. Den unangenehmen Juckreiz kann eine Vitamin-E-Creme lindern.

• Homöopathische Mittel können die Widerstandskraft gegen die Allergene kräftigen und bei akuten Anfällen Erleichterung bringen, so etwa Komplexmittel die Luffa operculata D4, Galphimia glauca D3 und Cardiospermum D3 enthalten.
Wenn die Nase läuft und die Augen stark tränen: Allium cepar D6, bei trockener Nase und brennenden, entzündeten Augen: Euphrasia D6. Bei starker Reizung der Bindehäute: Galphimia glauca D4. (Die Mittel innerlich anwenden, nicht ins Auge träufeln.) Bei juckendem Hautausschlag: Cardiospermum-Salbe auf die betreffenden Stellen auftragen.
• Bei allergisch entzündeten Augen hilft das Augentrostkraut. Tränken Sie ein Tuch mit Tee aus dem Kraut und legen Sie es als warme Kompresse auf die Augen. Fenchel, die Kanadische Gelbwurzel und die Ringelblume sind für Kompressen ebenfalls geeignet.
• Auch hier noch einmal der Hinweis: Vitamin A wirkt nicht nur bei der Behandlung vieler Augenkrankheiten, es stärkt auch die Widerstandskraft gegen Atemwegserkrankungen. Das Vitamin A kommt nur in tierischen Produkten vor. Unser Körper wandelt bei Bedarf jedoch auch in Pflanzen vorkommende Karotine (gelbe fettlösliche Pflanzenfarbstoffe) in Vitamin A um.
Natürliche Quellen sind Lebertran, Leber, Karotten, grüne und gelbe Gemüsesorten, Eier, Milchprodukte, gelbes Obst wie Aprikosen. Am besten wirkt das Vitamin zusammen mit den Vitaminen des B-Komplexes, mit Vitamin D und E sowie Kalzium, Phosphor und Zink.
Vitamin B15, die Pangamsäure soll bei Angina pectoris und Asthma die Symptome lindern, nach Erschöpfungszuständen die Erholung beschleunigen und das Immunsystem anregen. B15 steckt vor allem in Bierhefe, unpoliertem Reis, Vollkorn, Kürbiskernen und Sesamkeimen.

Drücken, massieren, beklopfen

Falls Sie wissen, auf welche Pollen Sie allergisch reagieren: Ein „Pollenflugkalender“ nennt Ihnen die Zeiten, an denen die Allergene besonders rege sind. So können Sie sich auf die heiklen Tage und Wochen einstellen, indem Sie den direkten Kontakt mit den entsprechenden Blütenpflanzen vermeiden, sich häufiger im Haus aufhalten und rechtzeitig vorbeugende Maßnahmen in Angriff nehmen.

Die Pollenflugvorhersage...
können Sie im Internet abrufen: www.dwd.de/pollenflug oder www.pollenflug.de .
Aktuelle Informationen gibt's auch in der Tageszeitung, im TV Teletext sowie in den Nachrichten.

So ist beispielsweise die Akupressur gegen Heuschnupfen dann am wirksamsten, wenn sie einige Wochen vor den Anfällen zum Zuge kommt: Die beiden wichtigsten Punkte liegen rechts und links neben der Nasenwurzel. Mit Daumen und Zeigefinger gleichzeitig dreimal am Tag, etwa eine halbe Minute fest massieren. Natürlich gibt es auch für alle anderen gesundheitlichen Beschwerden, die durch verunreinigte Luft hervorgerufen werden, die rechten Punkte. Bei der Vielzahl der Möglichkeiten ist es zweckmäßig, sich mit einer Akupressur-Fibel und viel Fingerspitzengefühl daranzumachen, die idealen Stellen möglichst frühzeitig zu drücken, zu massieren oder zu beklopfen...

Starke Abwehr hält Pilzsporen in Schach

Vor den Pilzsporen, die überall gegenwärtig sind und auch mit der Atemluft in unseren Organismus gelangen, warnt uns kein „Flugkalender“ – und es hilft auch nicht, Fenster und Türen fest verschlossen zu halten. Im Gegenteil. Bestimmte Spezies gedeihen und vermehren sich mit Vorliebe in ungelüfteten, muffigen Räumen.

Um sich gegen Pilze zu wappnen, gibt es nur die bewährte Strategie: Stärken Sie Ihre körpereigenen Abwehrkräfte! Mit den bewährten Maßnahmen, mit denen wir unseren Organismus ganz allgemein abhärten, um ihn „wetterfest“ zu machen. Falls die Pilze bereits Fuß gefasst haben, kann oftmals neben wirksamen Medikamenten auch eine spezielle Pilzdiät den Eindringlingen den Garaus machen.

Jahreszeiten, Wetter und Wohlbefinden

Im Frühling leiden viele von uns unter einer bleiernen Müdigkeit, im Sommer plagt etliche eine lästige Allergie, im Herbst ringen nicht wenige nach Luft. Und im Winter klagen mehr Menschen als sonst über Husten, Schnupfen, Heiserkeit. Zu bestimmten Jahreszeiten, so haben Ärzte seit langem beobachtet, treten gesundheitliche Störungen und Krankheiten weit häufiger auf, als zu anderen Zeiten. Dafür gibt es in den meisten Fällen eine ganz einleuchtende Erklärung

„Saisonkrankheiten“ – ein altbekanntes Phänomen

Wenn wir zu bestimmten Zeiten gesundheitlich anfälliger sind, hat das mit ungewöhnlichen Wetterlagen zu tun, die unsere biologischen Rhythmen irritieren, die sich nach dem Jahresverlauf, nach Licht und Dunkelheit, Wärme und Kälte richten.

So können allein schon Temperaturen, die jahreszeitlich aus dem Rahmen fallen, ob zu warm oder zu kalt, ein erheblicher Stressor für den Organismus sein. Ein überaus milder Winter kann, ebenso wie ein frostiger Frühling oder kühler Sommer, die vegetative Regulation überfordern. Dabei ist nicht mal die absolute Temperaturhöhe entscheidend, sondern mehr noch, ob sie der Jahreszeit entspricht. Manche Wetterfühlige verlieren schon bei leichten Temperaturveränderungen die seelische Balance. Sie reagieren aggressiv und gereizt, fühlen sich müde, lustlos und unausgeglichen, wenn sie die warme oder kalte Brise zur Unzeit überrascht.

Wenn manche Krankheiten eher im Frühling und Herbst auftreten, hat das natürlich auch mit den Launen des Wetters zu tun, die in diesen Monaten besonders stark ausgeprägt sind. Sommerliche und winterliche Witterungen lösen sich oft übergangslos ab.
Kaum verwunderlich also, dass derartige Wetterkapriolen, wenn sie zudem noch gehäuft auftreten, bei vielen wettersensiblen Menschen den Organismus durcheinander bringen und gesundheitliche Beschwerden und Erkrankungen auslösen – so etwa Kopfschmerzen, Nervosität, Müdigkeit, Muskel- und Gelenkschmerzen, Leberentzündungen, Herz-Kreislauf-Störungen.
Die unruhigen Monate schlagen sich noch anderweitig in der Statistik nieder: Im Frühling und Herbst verunglücken weit mehr Leute, zu Hause, in den Betrieben oder auf der Straße als zu anderen Zeiten.

Krank, weil die Sonne mit ihren Strahlen geizt

Bei all den jahreszeitlichen Phänomen spielen neben der Temperatur, der Luftbeschaffenheit und den Windverhältnissen das sichtbare **Licht** und die **ultravioletten Strahlen** eine herausragende Rolle. Wenn wir beispielsweise im Winterhalbjahr zu selten ultraviolette Bestrahlung durch die Sonne abbekommen, kann das die körpereigene Abwehrkraft enorm schwächen. Viren, Bakterien und andere Krankheitserreger können folglich leichter über

Alles zu seiner Zeit
Was sich physiologisch verändert

Mit dem Ablauf der Jahreszeiten gehen auch mit dem Körper einige Veränderungen vor sich:
Die Kopf- und Körperhaare wachsen im Sommer fast doppelt so rasch wie im Winter. In der warmen Jahreszeit schlägt unser Herz schneller, die Lungen und Muskeln sind leistungsfähiger, die Haut produziert mehr Fett.
Auch der Säuregrad des Blutes passt sich an. Im April ist er am niedrigsten und im Sommer am höchsten. Unser wertvoller Saft gerinnt im Sommer schneller und erreicht in dieser Zeit auch die größte Senkungsgeschwindigkeit. Die Schilddrüse arbeitet im Herbst nur schwach, im Winter ist sie fast ganz eingeschlafen, um im Frühling voller Kraft ihr Bestes zu geben. Außerdem scheidet der Körper im Frühjahr vermehrt Kalium aus, was darauf schließen lässt, dass die Nebennierenproduktion in dieser Zeit aktiver ist.
Im Winter steigt der Blutdruck an, das Gehirn wird besser durchblutet und der Gehalt an Hämoglobin, dem Farbstoff der roten Blutkörperchen, ist am höchsten, ebenso der Säuregehalt im Magen.

unseren Organismus herfallen. Erschwerend kommt hinzu, dass bei manchen Wetterlagen besonders viele von dieser üblen Spezies in der Luft umherschwirren. Und dass sie bei der geringen Luftfeuchtigkeit im Winter, die unsere Schleimhäute schneller eintrocknen lässt, sehr viel leichte r und tiefer in die Atemwege eindringen können. Daher ist auch zu verstehen, weshalb es bei winterlichen Wetterlagen häufiger zu Infektionserkrankungen wie Bronchitis, Lungenentzündung und grippalen Infekten kommt. Überhaupt scheint der Winter aus gesundheitlicher Sicht die „schlechteste" Jahreszeit zu sein. Menschen mit schwacher Konstitution fürchten ihn seit jeher wegen seiner Kälte und seines Nebels. Erheblich gefährdet sind, insbesondere wenn noch Regen, Schnee und eisiger Wind dazukommen, Menschen mit Herzleiden und Gefäßerkrankungen, mit Muskelschwäche und Atembeschwerden. Nach den Sterblichkeitsziffern zu schließen ist gerade der kranke Organismus der aggressiven kalten Jahreszeit oft nicht mehr gewachsen: Im Winter sterben die meisten Menschen, darunter vor allem Säuglinge und Greise. Forscher stellten zudem fest, dass die sonnenarme Zeit von November bis März eine verminderte Fruchtbarkeit zur Folge hat.

Eine klassische Winterkrankheit, die durch einen Mangel an ultravioletter Strahlung hervorgerufen werden kann, ist die Rachitis, bei der sich die Knochen verformen. Sie entsteht (unter anderem), wenn der Körper zu wenig Sonnenlicht bekommt, um genügend Vitamin D in der Haut zu bilden, das für den Aufbau der Knochen wichtig ist. Rachitis zeigt sich meist bei den jungen Erdenbürgern im zweiten und dritten Lebensvierteljahr. Da den Neugeborenen heutzutage vorsorglich Vitamin D verabreicht wird, ist die Krankheit glücklicherweise seltener geworden.

Finstere Gedanken bei trübem Licht

Manche Menschen geraten ohne sonst erkennbaren Grund in ein Stimmungstief, sobald die Tage kürzer und die Nächte länger werden. Sie sind antriebslos, reizbar, schlafen schlecht, sind niedergeschlagen und sehen alles in einem finsteren Licht. Meist überfallen sie diese düsteren Gefühle im Dezember und beginnen erst zu weichen, wenn sich der Frühling mit sonnigen heiteren Tagen eingestellt hat. Diese jahreszeitlich bedingte Gemütserkrankung ist eine Art von Depression, die seit noch nicht allzu langer Zeit wissenschaftlich erforscht wird. Beobachtet hat man bislang, dass Frauen allem Anschein nach anfälliger dafür sind als Männer.

Manchmal treten bereits in Kindertagen die ersten Anzeichen dieser „saisonalen affektiven Depression" (SAD) auf: Übergroßes Schlafbedürfnis am Tage, zunehmender Appetit, insbesondere auf stärkehaltige Speisen wie Salate, Gemüse, Kartoffeln, Brot und Honig mit viel Kohlenhydraten, aber wenig Eiweiße und Fette. Viele Betroffene erkennen den Zyklus jedoch erst ab dem dritten Lebensjahrzehnt. Am schlimmsten scheint es diejenigen zu erwischen, die in einer besonders wolken- und nebelreichen Gegend wohnen.

Gemütserkrankung – ein Art Winterschlaf?

Als Ursache für die gedämpfte Stimmung wird schlichtweg Lichtmangel angenommen. Nach einem neurochemischen Erklärungsmodell hängt das auch mit dem Hormon Serotonin zusammen. Das Sonnenlicht, das über das Auge aufgenommen wird, regt über komplizierte neurophysiologische Vorgänge im Gehirn offensichtlich die Produktion dieses stimmungsaufhellenden Stoffes an.

Andere Wissenschaftler gehen davon aus, dass das Licht als Regulator oder Zeitgeber auf den Biorhythmus wirkt. Hier kommt neben dem Serotonin das Melatonin ins Spiel. Dieses Hormon, das von der Zirbeldrüse bei Dunkelheit ausgeschüttet wird bis der erste Sonnenstrahl die Produktion unterbindet, erreicht während der dunklen Wintermonate seine jahreszeitliche Rekordmarke. Da Melatonin maßgeblich an der Regulierung unserer inneren Zeit-

struktur beteiligt ist – bei Tieren steuert es das jahreszeitliche Verhalten, so unter anderem auch den Winterschlaf – , gehen Chronobiologen davon aus, dass dieser Stoff auch bei uns Menschen eine Art Winterschlaf auslöst, der zur zeitweisen Gemütserkrankung führt.
Eine andere Art von Depression, die sehr viel schwerer verläuft und mit ernsten Störungen normaler Körperfunktionen einhergeht, bricht ebenfalls in Zyklen aus und zwar am häufigsten im Frühling. Man nimmt an, dass auch hier chronobiologische Veränderungen mitwirken. Das Wie und Warum liegt aber wissenschaftlich noch im Dunkeln.

Offen bleibt: Was löst die Depression aus?

Da sich mit Hilfe von künstlichem Licht das Stimmungstief im Herbst und Winter zumeist vertreiben lässt, gehen Forscher der Frage nach, weshalb saisonal Depressive anders als andere Menschen auf Licht reagieren. Sind ihre Augen empfindlicher oder unsensibler gegenüber Tageslicht? Ist ihr Sehzentrum verkalkt? Vermutet wird auch, dass bei ihnen die innere Uhr infolge der geringen Sonneneinstrahlung aus dem Takt gerät. Oder dass ihr Organismus bei Helligkeit oder Dunkelheit bestimmte Hormone vermehrt oder vermindert ausschüttet. Die Fachleute konzentrieren sich auch darauf, in welcher Weise sich bei den Depressiven die Neurotransmitter auswirken, jene Botenstoffe, die zum Austausch von Informationen der Hirnzellen und damit entscheidend zur aktuellen Stimmungslage beitragen.

Trotz vieler internationaler Studien zeichnet sich derzeit noch keine heiße Spur ab. So bleibt weiterhin offen, wodurch die Winterdepression ausgelöst wird und warum sie sich mit künstlichem Licht vertreiben lässt.

Gesichert ist lediglich: Helligkeit hilft. Es spricht nach Ansicht von Medizinmeteorologen jedenfalls vieles dafür, dass es nicht allein die mangelnde UV-Bestrahlung ist, die den menschlichen Organismus im jahreszeitlichen Rhythmus irritiert. Daran sind die übrigen Wettereize ebenso beteiligt, da auch sie auf das vegetative Nervensystem, den Hormonhaushalt und damit nicht zuletzt auf unsere innere Uhr einwirken und entsprechende biochemische Reaktionen auslösen.

Rätselhafte Frühjahrsmüdigkeit

Ein Paradebeispiel dafür, wie sich all diese Faktoren auf unseren Organismus auswirken, ist die sprichwörtliche Frühjahrsmüdigkeit. Denn kaum werden die Tage länger und wir spüren die ersten warmen Sonnenstrahlen, setzt bei manchen das große Gähnen ein. Anstelle von Lebensfreude und Tatendrang entwickeln sie triste Gefühle, sind niedergeschlagen, müde und lustlos. Eine gängige Erklärung für die seelische Verstimmung und Müdigkeit zur Frühjahrszeit ist, dass es sich hierbei zunächst um eine reine Mangelerscheinung handelt: Die zunehmende Intensität des Sonnenlichtes bringt zwar den Organismus in Schwung, aber genau das macht ihm auch ganz schön zu schaffen. Denn er braucht jetzt mehr Energie, um den Stoffwechsel tüchtig anzukurbeln.

Doch daran fehlt es oft, wenn der Körper in der dunklen Wintermonaten auf allerhand verzichten musste: auf abwechslungsreiche Ernährung, die reich an lebenswichtigen Nährstoffen, wie Vitaminen, Spurenelementen, Aminosäuren und Fettsäuren ist, auf Sonne, auf frische Luft und viel Bewegung. Die Verstimmungen sind so gesehen auch eine Folge der wenig gesunden Ernährungs- und Lebensweise im Winter. Diese Erklärung ist angesichts der Tatsache, dass wir hierzulande das ganze Jahr über frisches

Obst und Gemüse kaufen können, nicht mehr so ganz auf der Höhe der Zeit, meinen Kritiker. Ihrer Ansicht nach sind gewisse Umstellungsprobleme des vegetativen Nervensystems der wahre Grund dafür, weshalb viele von uns im Frühling schlapp machen.

Sobald die Außentemperatur steigt, muss der Organismus unzählige Blutgefäße in der Haut weit stellen, damit mehr Blut zur Kühlung an die Oberfläche fließen kann. Um die Blutgefäße ordentlich zu füllen, braucht der Körper zusätzlich ein Viertel mehr von dem kostbaren Saft. Das kann er nur bekommen, indem er andernorts Flüssigkeit abzapft. Damit das Gleichgewicht der Zellen wieder ins Lot kommt, bildet er hernach neue rote Blutkörperchen, die für den Sauerstofftransport im Organismus zuständig sind. Bis davon genügend produziert sind, fließt ziemlich „dünnes Blut“ in unseren Adern. Rein physiologisch besteht also kein Zweifel: Die einschläfernde Wirkung kommt durch eine relative Abnahme der Sauerstofftransportkapazität des Blutes zustande.

Bestimmen Gene den Biorhythmus?

Chronobiologen sehen es so: Der Organismus versucht sich auf den Schlaf-Wach-Rhythmus einzustellen, der nach den archaischen Gesetzen der Natur im Winter lange Schlafphasen und kurze im Sommer in unserer inneren Uhr gespeichert hat. Die Sonne ist zwar ein wichtiger Taktgeber für diese biologische Uhr. Die Chronobiologen gehen aber davon aus, dass wir eine Art Gen für den Biorhythmus entwickelt haben, das im Laufe der Evolution im Erbmaterial festgelegt wurde.

Da unser Lebens- und Arbeitsrhythmus heute ohne Rücksicht auf die Jahreszeiten weitgehend so angelegt ist, dass wir im Sommer und Winter nahezu gleich lang arbeiten und schlafen, bringt das unseren natürlichen Zeitgeber aus dem Takt. Dadurch kommt es vorübergehend zu einem Schlafdefizit, an den sich der Organismus im Laufe des Frühlings anpasst.

Im Lenz sackt so manches auf den Tiefpunkt

Die Müdigkeit ist übrigens nicht das einzige Phänomen, das Wissenschaftler in Zusammenhang mit dem Frühling beschäftigt. Die sehnlich erwartete Jahreszeit ist aus psychologischer Sicht wohl auch eine Zeit der dramatischen Spannung.
Bereits in den fünfziger Jahren machte man eine erstaunliche Beobachtung: Nicht im Winter, nicht im Herbst sind Selbstmorde am häufigsten, die meisten Menschen fassen ihren verhängnisvollen Entschluss im Frühling. Was nicht heißen soll, dass der Lenz an sich den Gedanken zum Selbstmord weckt. Doch die Umwälzungen im Organismus, die eine gewisse Unruhe hervorrufen, treiben die Verzweifelten dazu, ihr lang gehegtes Vorhaben schließlich in die Tat umzusetzen.
Dabei wählen schlanke Menschen eher den Frühlingsanfang und wohlbeleibte eher die ersten Sommermonate als Tatzeit aus. Diese merkwürdige Entdeckung hat jedenfalls ein US-Wissenschaftler gemacht, der die Selbstmordkurve mit der Größe und dem Gewicht des Lebensmüden verglichen hat. Er folgert daraus, dass die Reaktion des einzelnen auch von seiner Konstitution abhängt.

In den psychiatrischen Praxen und Krankenhäusern ist der Frühling längst dafür bekannt, dass in dieser Zeit die meisten, vor allem jüngere Patienten mit psychischen Störungen behandelt werden. Das ist beileibe kein neuzeitliches Phänomen. Schon im achtzehnten Jahrhundert musste der französische Irrenarzt Esquirol feststellen, dass die Zahl der Internierungen von Januar bis Juni deutlich zunahm.

US-Wissenschaftler haben in einer groß angelegten Studie mit einer überkommenen Vorstellung aufgeräumt: Der Lenz ist keineswegs die Zeit der Lust und Liebe. Ganz im Gegenteil. Wenn es draußen knospt und blüht, sackt die sexuelle Aktivität auf den Tiefpunkt. Das Frühjahr, so stellte sich bei der Analyse von Geburtsterminen heraus, ist die fortpflanzungsfeindlichste Zeit. Dafür spricht auch die Beobachtung, das die Ausschüttung des männlichen Hormons Testosteron im Frühjahr niedrig ist, während des Sommers langsam zunimmt und bis zum Herbst sein Maximum erreicht.

Das lässt den Winterblues verklingen

• Gehen Sie bei jedem Wetter mindestens fünfzehn Minuten nach Draußen, auch wenn die Sonne mit ihren Strahlen geizt. Ihre Seele freut sich über ein bisschen Tageslicht. Verkneifen Sie sich, eine allzu dunkle Sonnenbrille aufzusetzen. Nur so kann genügend Sonnenlicht über die Nervenbahnen der Augen zur Zirbeldrüse gelangen, um die Produktion von Melatonin zu drosseln, jenem schlaffördernden Hormon, das einen apathisch und depressiv werden lässt.

• Überkommt Sie das winterliche Tief jedes Jahr aufs Neue? Dann kann eine Reise in sonnige Gefilde leicht Abhilfe schaffen. Am besten, Sie gönnen sich zwei, drei Wochen Urlaub in einer Gegend, die viel Licht und Sonne verspricht.

• Richten Sie Ihren Arbeits- oder Ruheplatz möglichst nahe am Fenster ein, damit Sie tagsüber viel von der natürlichen Helligkeit abbekommen.

• Bei miesem Wetter können gelb-orange Blumen Stimmung aufhellen. Die fröhlichen Farbtupfer in der Wohnung wirken wie ein Sonnenstrahl direkt ins Herz, erklären Psychologen. Die Farbe

Gelb beflügele zudem den Tatendrang und fördere die Kontaktfreude.

• Ein verblüffend erfolgreiches Rezept: Die von Psychotherapeuten eingesetzte professionelle „Lichttherapie“. Die Stimmung hellt sich wieder auf, wenn sich die Patienten jeden Tag zwei Stunden vor eine Milchglasscheibe setzen, die eine Lichtstärke von rund 2500 Lux durch das Auge zum Hypothalamus schickt. Das künstliche weiße Licht ist fünfmal so hell wie normale Raumbeleuchtung. Es ähnelt mit seiner Wellenlänge von 400 bis 800 Nanometer dem Sonnenlicht, ist aber ultraviolettfrei.

• Falls Sie vermuten, an einer regelrechten „Winterdepression“ zu leiden, sollten Sie sich nicht davor scheuen, mit einem Arzt darüber zu sprechen und sich nach den Möglichkeiten einer intensiven Lichttherapie zu erkundigen.

• Bei leichten Gemütsverstimmungen können Sie genauso gut selber Hand anlegen: Rüsten Sie kurzerhand die Lampen in Ihren vier Wänden um – und wenn möglich auch am Arbeitsplatz. Verwenden Sie fluoreszierende Vollspektrum-Lampen, die das natürliche Licht imitieren. Diese Speziallichtröhren bekommen Sie im Fachhandel. Manchmal reicht es auch schon, einfach ein helleres Leuchtmittel einzuschrauben...

• Bei Niedergeschlagenheit zeigt auch die Akupressur ihre Wirkung. Den „Leberpunkt“ im rechten Oberbauch kennen Sie schon aus dem Abschnitt im 3. Kapitel (= depressive Verstimmungen bei Wetterfühligkeit): Er liegt auf dem rechten Oberbauch. Drücken Sie zehn- bis fünfzehn Mal kurz und kräftig auf diese Stelle. Zwei andere, leicht zu findende Punkte liegen neben den Nägeln der beiden Mittelfinger, auf der dem Daumen zugewandten Seite. Klopfen Sie einige Male ziemlich fest auf diese Stelle.

Die Chinesen kennen übrigens noch an die zwanzig weitere Punkte auf dem ganzen Körper, die sie bei der Akupunktur stechen.

• Denken Sie bitte daran, Ihrem Körper genügend Biostoffe und

Mineralien zuzuführen. Im Winter steckt oftmals ein Mangel an Magnesium und Vitamin B6 (Pyridoxin) dahinter, wenn die Seele auf Tauchstation geht. Magnesium nehmen Sie mit Fleisch zu sich, mit Vollgetreide, Bierhefe, Weizenkeimen, Nüssen, Bananen, Kartoffeln und grünen Blattgemüsen. Beste natürliche Quellen für Pyridoxin sind alle grünen Pflanzen, Leber, Geflügel, Kohl, Milch, Eier, Rindfleisch, Hülsenfrüchte.

- Trinken Sie öfter mal eine Tasse Johanniskraut-Tee. Oder nehmen Sie täglich zwanzig bis dreißig Tropfen Johanniskraut-Tinktur ein, die ebenfalls Hypericin enthält. Dieser Inhaltsstoff hat nachweislich antidepressive Eigenschaften. Sie kommen zwar nicht sofort zum Tragen, aber nach zwei bis drei Wochen hat man normalerweise die finsteren Gedanken damit vertrieben. (Doch Vorsicht: Johanniskraut macht hellhäutige Menschen lichtempfindlich. Vermeiden Sie in dieser Zeit pralles Sonnenlicht.)

So vertreiben Sie die Frühjahrsmüdigkeit

- Frühjahrsmüdigkeit lässt sich am einfachsten überwinden, indem man viel Sauerstoff und Sonne tankt. Gehen Sie viel Spazieren, treten Sie kräftig in die Pedale oder treiben Sie ein bisschen Gymnastik. Ganz gleich auf welche Weise Ihnen das Fitnesstraining von Herz, Kreislauf und Muskeln am meisten Freude macht: Hauptsache ist, Sie bewegen sich dabei an der frischen Frühlingsluft. Das mobilisiert den Kreislauf und steigert das Wohlbefinden.
- Mit wechselwarmen Duschen, kalten Arm- oder Fußbädern am frühen Morgen oder auch Bäder mit Rosmarin-, Fichtennadel- oder Baldrianextrakt verjagen Sie die Frühjahrsmüdigkeit im Handumdrehen.
- Auch Großmutters Pfefferminz-Milch macht im Nu wieder munter: Kochende Milch auf getrocknete Pfefferminzblätter gießen,

nach fünf Minuten in kleinen Schlucken trinken. Die Gerbstoffe und mentholhaltigen, ätherischen Öle der Pfefferminze wirken kreislauffördernd, die B-Vitamine der Milch stärken die Nerven.

• Die wertvollen Inhaltsstoffe des Gelee royale, dem Futtersaft der Bienenkönigin, helfen die Frühjahrsmüdigkeit schneller zu besiegen. Die nahrhafte Bienenkost enthält hochwertiges Eiweiß, Traubenzucker, Rohrzucker, Aminosäuren, Fette, Vitamine (besonders der B-Gruppe), Mineralstoffe und Hormone. Gelee royale gibt es als Trinkampullen zu kaufen.

• Homöopathische Mittel: Ein kräftigendes Tonikum ist Damiana Pentarkan, es enthält Damiana D1, Ginseng D1, Muira puama D1, Acidum phosphoricum D2, Ambra D3.

• Vollwertkost, Obst, Gemüse, frisch gepresste Säfte – das sollte eigentlich das ganze Jahr über auf der Speisekarte stehen. Falls es im Winter dennoch einen Mangel gegeben hat: Starten Sie in den Frühling mit abwechslungsreicher Kost, damit Ihr Körper mögliche Vitamin- und Mineralstofflücken optimal füllen kann. Greifen Sie zu Zitrusfrüchten, Kiwis und Kohl (insbesondere Grünkohl) sowie zu Vollkornprodukten. Diese Nahrungsmittel sind reich an wertvollen Biostoffen.

• Wenn Sie ganz sicher gehen wollen, dass Ihr Körper schnell die essenziellen Vitamine und Mineralien erhält: Nehmen Sie zusätzlich die Wirkstoffe in Tablettform oder Tropfen ein.

• Dieser Vitaminschub weckt die Lebensgeister: Naturvergorenes Sauerkraut mit Joghurt mischen, dazu ein bis zwei Gramm Vitamin C (Ascorbinsäure-Pulver) plus 50 bis 100 Milligramm L-Cystein (schwefelsäurehaltige Aminosäure, gibt's in der Apotheke). Außerdem ein bis zwei Gramm Folsäure, 250 Milligramm Magnesium und 400 Milligramm Vitamin E.

• Werfen Sie bitte noch mal einen Blick auf die Muntermacher-Rezepte, die Sie aus dem dritten Kapitel kennen. Sicher kann Ihnen der eine oder andere dieser Tipps helfen, auch die jahreszeitlich bedingte Müdigkeit zu überwinden.

Wetter und Wind ändern sich geschwind

Die Wetterprognosen der Meteorologen werden von unseren modernen Medien so leicht fasslich aufbereitet, dass sie praktisch jedes Kind verstehen kann. Um sich ein Bild davon zu machen, wie sich das Wetter entwickeln könnte, und um zu verstehen, warum ein Tief mal wärmere und mal kühlere Luft mit sich bringt, reicht es allemal, bestimmte elementare Größen in groben Zügen zu kennen, vor allem Luftdruck, Luftbewegung, Lufttemperatur und Luftfeuchtigkeit.

Ein kleiner meteorologischer Streifzug

Mit **Luftdruck** bezeichnet man das Gewicht der Lufthülle, die die Erde umgibt (Atmosphäre), und die aufgrund der Schwerkraft auf der Erdoberfläche – und damit auch auf uns Menschen – lastet. Der Druck, den die gasförmige Luft in alle Richtungen ausübt, beträgt auf Meereshöhe etwa ein Kilogramm pro Quadratzentimeter. Das entspricht etwa dem Druck, den ein voll gepackter Koffer von zwanzig Kilogramm auf eine Streichholzschachtel aus übt. Damit wir von der Luftmasse nicht niedergedrückt werden, hat es die Natur so eingerichtet, dass unser Organismus den äußeren Druck ausgleichen kann. Bei dem ständigen schwankenden Luftdruck kann sich das mitunter auch unangenehm bemerkbar machen. So reagieren beispielsweise die Gelenke schmerzhaft auf steigenden oder fallenden Luftdruck.

Barometer messen den Luftdruck meist als Länge einer Quecksilbersäule (in mmhg). Er hat in Meereshöhe einen Druck von 760 mmhg, Meteorologen messen ihn in Millibar (in Meereshöhe sind es 1013,2 Millibar), international in Hectopascal. Mit zunehmender Höhe nimmt der Luftdruck ab. Allerdings nicht geradlinig, sondern er halbiert sich jeweils alle fünfeinhalb Kilometer. Druckabweichungen nach oben werden als Hochdruck, nach unten als Tiefdruck bezeichnet.

Die Fachleute prüfen den Luftdruck sowohl auf der Erdoberfläche wie auch in höheren Schichten der Troposphäre, um das kommende Wettergeschehen zu bestimmen. Auf der Karte stellen sie den Luftdruckverlauf mit Hilfe der „Isobaren“ dar, mit Linien, die Orte gleichen Luftdrucks verbinden. Ein Hochdruckgebiet ist beispielsweise daran zu erkennen, dass es von Isobaren umringt ist, die nach allen Seiten tieferen Luftdruck melden. Während die Isobaren um ein Tiefdruckgebiet herum steigenden Luftdruck anzeigen.

Die **Lufttemperatur**, die wir mit dem Thermometer messen können, entsteht im Wesentlichen durch die Wärmeabgabe der Erdoberfläche. Die von der Erde zum Teil absorbierten und in die Atmosphäre zurückgeworfenen Sonnenstrahlen erwärmen die Luft von unten. Da die Sonnenstrahlen aber nicht mit der gleichen Intensität auf die Erde einwirken, und sich ie Luft über dem Festland und dem Meer unterschiedlich stark erwärmt, (wobei auch die ablenkende Kraft der Erddrehung eine Rolle spielt), entstehen teilweise gewaltige Temperaturunterschiede.

Die mit den Temperaturunterschieden einhergehenden Luftdruckschwankungen lösen großräumige vertikale und horizontale **Luftströmungen** aus, die zu leichten Brisen, Winden, Tornados und Orkanen anwachsen und Gewitter, Regen und Schneefall mit sich bringen.
Die Hauptwinde sind Passate und Westwinde. Die im Allgemeinen trockenen und niederschlagsarmen Passate wehen beständig auf beiden Erdhalbkugeln von den Ozeanen und zu den Tropen hin. Die kräftigen, von West nach Ost ziehenden Westwinde herrschen in den hohen Breiten vor.
Daneben gibt es viele lokale Winde, die sich durch unterschiedliche Erwärmung von Land und Wasser oder Gebirge bilden. So haben wir in nächster Nähe den „Alpen-Föhn“, den warmen französischen „Vent du Midi“, den heftigen „Mistral“ oder den italienischen Nordwind „Tramontana“.

Welche Temperatur die **Luftmassen** haben, die zu unser hereinströmen, hängt davon ab, woher sie kommen. Denn sie bilden sich meistens nicht in unseren Regionen, wo die Luft ständig in Bewegung ist, sondern sie strömen im allgemeinen aus südlichen Breiten, den Zonen des Äquators und den Polargebieten zu uns. Dort halten sie sich meist für eine Weile auf, um sich gründlich alle chemischen und physikalischen Merkmale ihres Geburtsortes einzuverleiben. Wenn sie sich dann schließlich auf den Weg machen, sind sie mitunter tausend Meter dick und hunderte von Kilometern lang.
Die verschiedenen Winde bringen sie auf ihrer Wanderschaft voran. Die feuchtkalten Luftmassen aus Grönland oder trocken-kalte aus Sibirien treibt uns zum Beispiel der Nordwind zu. Die tropischen Luftmassen schickt uns der Südwind. Sind sie heiß und tro-

cken, stammen sie aus Afrika. Von den Azoren kommen die mäßig warmen und feuchten Luftmassen. Überall wo sie vorbeikommen, verdrängen sie nach und nach die heimischen Luftmassen.

Da warme Luftmassen – bei gleichem Luftdruck – leichter sind als kalte, siedeln sie sich in höheren Luftschichten an. Wenn warme Luftmassen an der schwereren Kaltluft aufgleiten, bilden sich Wolken, es kommt zu Niederschlägen. Typisch dafür ist ein ergiebiger Landregen. Alles in allem verläuft das Wettergeschehen aber ruhiger, als wenn kalte Luftmassen die wärmeren verdrängen. Die kalten und schwereren Luftmassen haben das Bestreben, sich unter die leichtere Warmluft zu schieben. Dabei entstehen Wolken und Niederschläge. Maritime Polarluft ist vom Atlantik vorgewärmt, kontinentale Polarluft ist besonders kalt.
Dort, wo die dichte und schwere Kaltluft die dünnere warme Luft ersetzt, nimmt der Luftdruck am Boden zu, es entsteht ein **Hoch**. Wo warme Luft die kalte verdrängt, lässt der Druck nach und es bildet sich ein **Tief**.

Die gasförmige Lufthülle der Erde, in deren unteren Schichten (bis fünfzehn Kilometer Höhe) sich das Wettergeschehen abspielt, setzt sich zum Großteil aus Stickstoff (78 Prozent) und Sauerstoff (21 Prozent) zusammen, sowie aus sonstigen Spurenstoffen, darunter auch verschiedene Gase und Wasserdampf. Von diesem Wasserdampf, den wir weder sehen, noch riechen, noch schmecken können, ist mal mehr und mal weniger in der Luft enthalten. Je feuchter die Luft ist, umso belastender ist sie für unseren Organismus.

Um festzustellen, wie viel Wasserdampf in der Luft vorhanden ist, misst man die Luftfeuchtigkeit in Abhängigkeit von der Temperatur. Das Ergebnis ist eine **relative Luftfeuchtigkeit**. (Die „absolute Luftfeuchtigkeit" wird in Gramm angegeben, bezogen auf einen

Kubikmeter Luft.) Die Luft kann wie ein Schwamm nur eine bestimmte Menge Wasserdampf aufnehmen, bis sie gesättigt ist. Das ist zum Beispiel bei einer relativen Luftfeuchtigkeit von hundert Prozent der Fall. Die Temperatur, bei der die Sättigung erreicht ist, heißt Taupunkt.
Der überschüssiger Wasserdampf kondensiert zu Tröpfchen oder verwandelt sich in Eiskristalle: Zur warmen Jahreszeit schlagen sich die Tröpfchen als Tau nieder, in der kälteren Zeit legt sich ein weißer Reifbelag auf Pflanzen und Boden. Bleiben die Wassertröpfchen in der Luft über dem Boden, gibt es Nebel. Wenn sich der Wasserdampf erst in großer Höhe verdichtet, entsteht eine Wolke.

Da wärmere Luft mehr Wasserdampf aufnehmen kann als kalte, bilden sich bei relativ hoher Feuchtigkeit eher Wolken und es kann zu Niederschlägen kommen:
Regen entsteht durch wolkenphysikalische Prozesse. Er fällt entweder aus reinen Wasserwolken, oder aus Mischwolken, die zunächst Schneeflocken, Graupeln, kleinere Hagelkörner produzieren, die beim Fallen durch die tiefer liegenden wärmeren Luftschichten ebenfalls zu Regentropfen zusammenschmelzen.

Etwa eine Million Tröpfchen müssen sich verbinden, damit sie die nötige Schwere haben, um als Regentropfen den Weg nach unten anzutreten. Dabei kommen sie in unterschiedlicher Stärke am Erdboden an: Als feines Nässen, das als **Nebel** wahrgenommen wird, als dünner Niesel- und Sprühregen, als starker Land- oder Stauregen oder als gewittrige Regenschauern mit erstaunlich ergiebigen Platzregen. Je mächtiger sich die Wolke in die Höhe ausdehnt, umso imposanter sind die Tropfen und umso schneller fallen sie.
Wenn es entsprechend kalt wird, kann es passieren, dass der Regen sofort gefriert, sobald er am Boden auftrifft. Auf Wegen und

Straßen bildet sich dann gefährliches Glatteis. Manchmal geht der Regen auch in Schneefall über.
Die Regentropfen enthalten so ziemlich alles, was in der Luft in löslicher Form vorhanden ist, also auch die Schadstoffe.

Bei Temperaturen um null Grad fällt der Niederschlag in Form von **Schneeflocken**. Bei tieferen Temperaturen bilden sich Schneesterne aus kleinen Eiskristallen. Ob feinkörniger, trockener Pulverschnee oder grobkörniger, nasser Pappschnee auf uns herab fällt, hängt von der jeweiligen Außentemperatur ab. Ist die allerdings sehr niedrig, ist es mit dem Schneefall meist vorbei. Denn die Luft enthält kaum noch Feuchtigkeit um genügend unterkühlte Wassertropfen für die Schneeproduktion bereitzustellen.

Graupel fällt als fester Niederschlag aus den Wolken. Er besteht meist aus kleinen undurchsichtigen Eiskörnchen. Sie entstehen, wenn unterkühlte Wassertropfen mit Eiskristallen zusammenprallen und gefrieren.

Wenn die Eisstückchen zu mehreren Zentimeter großen Kugeln anwachsen, spricht man von **Hagel**. Hagelkörner sind gefrorene Regentropfen, die von den starken Strömungen in der Wolke auf und ab gewirbelt werden. Dabei bleiben mehr und mehr gefrierende Tropfen an ihnen haften, bis der kugelförmige Eisklumpen so schwer ist, dass er zu Boden fällt. Hagel kann mehrere Minuten in der Wolke herumwirbeln, dabei schmelzen und wieder gefrieren. Manchmal entstehen auf diese Weise sogar hühnereigroße Hagelkörner. Graupel und Hagel prasseln meist bei **Gewitter** auf uns herab.
Ein Gewitter kann sich zusammenbrauen, wenn die bodennahe feuchte Luft durch die Sonneneinstrahlung überhitzt ist (= Wärmegewitter) und rasch in größere Höhen aufsteigt, oder wenn feuchte Warmluft mit einer größeren Luftfront zusammenstößt.

Ein derartiges **Frontgewitter** kann praktisch an jeder Front auftreten, am häufigsten geschieht dies jedoch an einer Kaltfront, die ein Tiefdruckgebiet heranführt.
Da das sommerliche **Wärmegewitter** von der Sonneneinstrahlung abhängig ist, dauert es zumeist bis zum späten Nachmittag, bis es sich richtig aufgeheizt hat. Doch so plötzlich, wie es über uns hereingebrochen ist, ist es auch schon wieder vorbei.
Ein Frontgewitter kann sich hingegen zu allen Tages- und Nachtzeiten und auch zu allen Jahreszeiten bilden. Weil es sich im Gefolge eines Frontendurchgangs befindet, zieht es oft bis zu hundert Kilometer lang west-östlich übers Land. Im Winter bescheren uns weit weniger heftige Frontgewitter kräftiges Schneetreiben.
Zu der gewaltigen Naturerscheinung mit grell zuckenden Blitzen und krachendem Donnerhall kommt es, wenn die warme Luft immer schneller in größere Höhen, bis zu zehn Kilometer hoch aufsteigt. Die Luft erreicht dabei Geschwindigkeiten bis zu fünfundzwanzig Metern in der Sekunde. Das entspricht etwa neunzig Kilometern in der Stunde oder Windstärke Sieben.
In den höheren Luftschichten kondensiert der mitgeführte Wasserdampf. Es bilden sich erste Wolken, die im oberen Bereich positiv und im unteren negativ geladenen sind. Die elektrische Spannung zwischen den beiden Teilen kann bis zu einer Milliarde Volt betragen.
Sobald sich im oberen Teil der Wolken Eis bildet, nehmen sie die Gestalt der typischen Gewitterwolken an, die wie ein Amboss aussehen. Je mehr die Gewitterwolke anwächst, umso größer wird die Spannung zwischen den Wolken, innerhalb einer Wolke und zwischen der Wolke und der Erde. Bis schließlich die Blitze für Entspannung sorgen. Dabei schießen die elektrischen Ladungen von einer Gewitterwolke und der Erde aufeinander zu und bilden einen Ladungskanal, durch den die Blitze fahren. Und das nicht nur von oben nach unten, sondern auch von der Erde in den Himmel. Die Luft wird durch den Stromfluss im Blitzkanal sehr

stark erhitzt (bis zu 30000 Grad Celsius), was dazu führt, dass sie sich mit explosionsartiger Geschwindigkeit ausdehnt und so den begleitenden Donnerhall erzeugt.
Daneben senden Gewitter durch den starken Stromfluss lange elektromagnetische Impulsstrahlen aus, jene „Sferics“ von denen Sie schon im zweiten Kapitel erfahren haben, dass sie Hindernisse wie Häuserwände ohne weiteres durchdringen – und dass sie auf den menschlichen Organismus einwirken.

Ein Hoch muss nicht immer schön sein

Ein Hoch ist ein Gebiet mit hohem Luftdruck und absinkender Luftbewegung. Dieses Luftdruckgebilde dreht sich (auf der Nordhalbkugel) spiralförmig in antizyklonaler Richtung, also rechtsherum im Uhrzeigersinn. Wobei der Wind in der Nähe des Erdbodens aus der Mitte des Hochs heraus fließt und durch die Reibung der Erdoberfläche zu den Gebieten tieferen Drucks hin abgelenkt wird. Aus der Höhe sinkt weitere Luft nach. Dabei erwärmt sie sich.
Da die relative Luftfeuchtigkeit nur gering ist, können sich kaum Wolken bilden. Hier und da gibt es tagsüber flache Schönwetterwolken, die sich aber gegen Abend wieder auflösen. Deshalb wird allenthalben auch ein Hoch mit vorwiegend heiterem und sonnigem Wetter gleichgesetzt.
Bei hohem Luftdruck muss es aber nicht zwangsläufig schöneres Wetter geben. Denn das Wettergeschehen hängt nicht allein vom Luftdruck ab. So unterscheidet sich, von jahreszeitlichen Schwankungen einmal abgesehen, das Wetter bei einem **Sommerhoch** oft deutlich von dem kalten **Winterhoch**. In der warmen Jahreszeit schwanken die Temperaturen eines Hochs zwischen Tag und Nacht oft beträchtlich, meist ist tagelang kaum ein Wölkchen am Himmel zu sehen. Bis der Luftdruck fällt und sich mächtige Quell

wolken auftürmen, die nicht selten Gewitter mit sich bringen. Manchmal hält die Hochdrucklage so lange an, dass bei geringer Luftbewegung die Luft auffällig dunstig wird, im Winter gibt es sogar Nebel und Hochnebel, aus dem leichter Schneefall möglich ist. Dann gibt es auch bei Hochdrucklage in den Niederungen tagelang trübes und nasskaltes Wetter.
Das Kältehoch kann im Winter sehr beständig sein. Es entwickelt sich, wenn große Landmassen stark abkühlen. Sie bilden sich zumeist meist über Sibirien, Kanada und der Antarktis.

Warum ein Tief mal warme, mal kalte Luft mit sich führt

Ein Tief ist ein Gebiet mit niedrigem Luftdruck, dessen Kern die Luftmassen entgegen dem Uhrzeigersinn umströmen. Dabei bilden sich kalte und warme Fronten. Von **Kaltfront** spricht man, wenn sich kalte Luft auf ruhende warme Luft zu bewegt, von **Warmfront**, wenn warme Luft gegen die ruhende Kaltluft anrückt.

Wenn eine Luftmasse die andere vertreibt, bezeichnen die Fachleute das als **Frontdurchgang**. Womit sie eigentlich das gleiche meinen, was wir landläufig unter **Wetterwechsel** verstehen.

Typisch für unser Wetter in Deutschland ist eine Westwetterlage: Das heißt, das Tief bringt auf seiner Ostseite warme Luft nach Norden und auf seiner Westseite kalte Luft nach Süden. Genauer: Auf der Westseite eines Tiefs über Island dringt die kalte Luft mit dem Nordwind nach Süden vor. Von der Westseite eines Hochs über den Azoren gelangt mit dem Südwind die warme Luft nach Norden. Wo die beiden Fronten sich treffen, bilden sich Gebiete mit tiefem Luftdruck.

Ob uns gerade die Warmfront eines Tiefs erreicht hat, erkennen wir daran, dass der Wind zunächst aus Südost weht, dann aber über Süd nach Südwest dreht und auffrischt. Es beginnt zu regnen. Eine dunkelgraue, dicke Wolkenmasse rückt heran. Sie bringt anhaltenden, ergiebigen Landregen.

Beim Durchzug der Warmfront dreht sich der Wind über Südwest nach West. Nach einer Weile, Stunden oder Tagen, lichtet sich jedoch die Wolkendecke, der Regen wird schwächer oder hört auf. Es wird wärmer, der Wind bläst nun kräftig aus Südwest. Damit könnte (wie übrigens in jeder anderen Phase des hier beschriebenen Wetterablaufes) das miese Wetter schon sein Ende gefunden haben. Das wäre beispielsweise der Fall, wenn nur das Randgebiete des Tiefs unseren Beobachtungsort streift, oder wenn das Tief soweit gealtert ist, dass es im Begriff ist, sich aufzulösen.

Doch es kann auch anders kommen. Falls das Tief mit aller Kraft sein Weg fortsetzt, ziehen nun mächtige Quellwolken auf, die den ganzen Himmel verfinstern: Die Kaltfront ist im Anmarsch. Dabei ist es zunächst windstill, während die Wolken rasch näher kommen. Dann frischt jäh ein stürmischer Wind auf und dreht nach Nordost. Es ist jetzt spürbar kälter. Der Himmel öffnet seine Schleusen und dicke Regentropfen prasseln herab.

Im Frühjahr ist der Niederschlag oft noch mit Graupeln oder pappigem Schnee vermischt, im Sommer von Gewitter mit Blitz und Donner begleitet. Es kann aber auch passieren, dass die nachrückende Kaltfront eines Tiefs rascher wandert als die Warmfront und mit ihr „okkludiert“: Die unterschiedlichen Luftmassen verwirbeln total miteinander, das Tief löst sich auf. Das Wetter ist in solch einem Fall äußerst wechselhaft, mal warm und heiter, mal kalt und bewölkt mit Regenschauern.

Was uns die Wolken über das Wetter verraten

Wenn Sie selbst erkennen wollen, ob sich das Wetter morgen oder übermorgen ändert, lässt sich das auch ohne Barometer oder andere technische Hilfsmittel leicht bewerkstelligen. Sie müssen lediglich die Wolken genau beobachten. Denn diese aus unzähligen Wassertröpfchen bestehenden Gebilde sind ein hochempfindliches Instrument, das uns den Zustand der Atmosphäre anzeigt. Sind beispielsweise gleich nach Sonnenaufgang kleinere **Haufen- oder Quellwolken** zu sehen, können Sie mit schönem Wetter rechnen.

Sollten sich diese kleinen „Cumuli", die eher weißen Wattebäuschen ähneln, aber zu größeren Vertretern ihrer Gattung mausern, die womöglich auf der Unterseite vom eigenen Schatten ganz finster aussehen, kann es kräftig regnen oder schneien.

Wenn diese **Cumulus-Wolken** sich zu gigantischen Haufen auftürmen, können Sie sich spätnachmittags und gegen Abend auf Gewitter, Hagelschlag und stürmisch auffrischende Winde gefasst machen.

Bei diesem bedrohlichen Wolkenbild ist es nicht schwer, den herannahenden Wetterwechsel zu ahnen. Um jedoch zu erkennen, wie das kommende Wetter wird, reicht ein Blick auf den Himmel beileibe nicht aus. Sondern hier ist es wichtig, dass Sie laufend beobachten, wie sich die empfindlichen Luftpakete entwickeln. Ob sich beispielsweise die Quellwolken wieder auflösen, oder die Wolken am Abendhimmel zusammenfallen. In beiden Fällen ist ziemlich sicher schönes Wetter zu erwarten. Selbst die kolossalen, blumenkohlartigen Gebilde sind nicht unbedingt Vorboten für schlechtes Wetter. Denn sollten sie wieder in sich zusammenfallen, kann es durchaus annehmbar bleiben. Wenn Quellwolken wachsen und zerfallen ist das im Sommer fast schon ein Garant dafür, dass es schönes Badewetter gibt. Denn dieser Vorgang zeigt an, dass sich das Hoch mit seiner absteigenden Luftbewegung kräftiger auswirkt, als die Luft, die von der Sonne am Boden erwärmt wurde.

Ist bei dieser Wettersituation die Luft feucht genug, führt das dazu, dass sich Quellwolken bilden. In der Zeit, in der sich der Erdboden am stärksten erwärmt hat, also mittags und nachmittags, entscheidet sich dann, ob das kräftige Hoch wetterbestimmend bleibt. Nehmen die Wolken nicht weiter zu oder sogar ab, bleibt es schön.

Sie können gut am Wind feststellen, ob das Hoch noch vorherrschend ist. Denn inmitten eines Hochdruckgebietes regt sich normalerweise kaum ein Lüftchen. (Berg- und Talwinde im Gebirge sind jedoch, wie auch die Land- und Seewinde an der Küste, weiterhin aktiv.) Wenn Sie in solch einer windstillen Periode mit einem Mal spüren, dass Ihnen eine frische Brise um die Nase weht, können Sie ziemlich sicher sein, dass das Hoch gerade dabei ist, das Weite zu suchen. Tags drauf ist dann sehr wahrscheinlich ein wolkenverhangener Himmel und Regen zu erwarten.

Auch einer anderen Wolkenart, den **Cirren**, wird nachgesagt, dass sie verlässliche Vorboten für einen Wetterumschlag sind. Meteorologen sind da allerdings etwas vorsichtiger (frei nach dem Vers „In Frauen und in Cirren kann man sich öfter irren“.)
Die zarten weißen **Federwölkchen,** die sich am liebsten in Höhen von etwa zehn Kilometer bewegen, können durchaus schlechtes Wetter hinter sich herziehen. Genauso gut können sie aber harmlose Schönwetter-Cirren sein, die sich bei Sonnenuntergang verflüchtigen.
Ob die Cirren ein Tief im Schlepptau haben, kann man an den meist typischen Wetter-Erscheinungen ablesen: Der blaue Himmel

wird milchig, die zarten Federwölkchen verdichten sich allmählich zu einem weißlichen Schleier. Die Sonnenstrahlen haben Mühe, die immer dichter werdende Wolkenschicht zu durchdringen. Manchmal tauchen aus hohen Wolkenschleiern eine Art Nebensonnen, farbige Ringe oder Säulen auf.

Diese optische Erscheinung, so genannte **Halos**, entsteht, wenn das Sonnen- oder Mondlicht durch Eiskristalle gebrochen oder gebeugt wird, die sich in dem Wolkenschleier befinden. Auch sie sollen Botschafter der Wetterverschlechterung sein. Zumindest waren schon die alten Ägypter davon überzeugt, „wenn ein Halo die Sonne umgibt, wird Regen fallen“.

Die landläufig als **Schäfchenwolken** bezeichneten **Altocumulus** verheißen ebenfalls nichts Gutes. Wachsen überdies auf ihren länglichen Wolkenbänken Gebilde heran, die an Zinnen einer Burg erinnern, dann sind mit großer Wahrscheinlichkeit Schauer und Gewitter im Anzug. Derartige „Burgzinnen“ (meteorologisch: Altocumulus castellanus) signalisieren, dass die Atmosphäre labil ist. Das heißt, es reichen schon geringe Anstöße, um Wolken oder Niederschlag zu bilden, denn das vordem stabilisierende Hoch ist nur noch abgeschwächt oder überhaupt nicht mehr vorhanden.

Wenn diese Wolkenart schon am Vormittag zu sehen ist, kann es passieren, dass die von der Sonne am Erdboden erwärmte Luft wie ein Heißluftballon aufsteigt und bei dieser unsicheren Wetterlage am Nachmittag oder Abend Schauer und Gewitter auslöst.

Dagegen ist strahlend blauer Himmel fast sicheres Ereignis, wenn linsenförmige Einzelwolken am Himmel stehen, die gegen Abend immer kleiner werden und schließlich ganz verschwinden. Im Alpenraum heißen diese Linsen auch **Föhnfische**, da sie immer im Gefolge des Föhnwindes zu sehen sind, der an der Alpennordseite übers Land fegt. Meteorologen wissen aber auch, dass „Altocumulus lenticularis“, wie sie das Familienmitglied der Haufen- oder Quellwolken nennen, auf Wetterstürze hinweisen kann.

Ob es warm oder kalt wird, können Sie auch an dieser einfachen Faustregel ableiten: Wenn tief hängende Wolken aus südwestlicher und hohe Wolken aus nordwestlicher Richtung heranziehen, ist Warmluft im Anmarsch. Während umgekehrt tiefe Wolken aus Nordwest und hohe aus Südwest kalte Zeiten einläuten.

Wissen, woher der Wind bläst

Ändert sich der Luftdruck, kündigt sich das meist durch wechselnde Windrichtung und -stärke an. Woher der Wind weht, können selbst Wetterunkundige herausfinden, wenn sie die Nase in den Wind halten – oder wenn sie beobachten, in welche Richtung sich Äste und Blätter neigen. Bei kurzfristigen starken Schwankungen lässt sich die Windrichtung etwas genauer an einer Wetterfahne ablesen.

Ohne die Angaben des amtlichen Wetterdienstes zu kennen, lässt sich die Geschwindigkeit des Windes hingegen nur grob schätzen: Die rotweißgestreiften Windsäcke, die häufig auf Autobahnbrücken angebracht sind, zeigen nicht nur die Richtung, sondern auch in etwa die Windgeschwindigkeit an. Je mehr Ringe des Windsackes waagrecht von der Haltstange weg stehen, desto stärker bläst der Wind.

Mit dem Wind hat es noch eine andere Bewandtnis. Wenn er in eine andere Richtung bläst, als die Wolken eilig ziehen, können Sie daran erkennen, dass sich das Wetter ändert.

Wie sinnvoll ist die medizinische Wetterprognose?

Dass wir den Wechselwirkungen des Wetters nicht völlig hilflos ausgeliefert sind, verdanken wir den Erkenntnissen der Bioklimatologen. Die Wissenschaftler, die sich seit mehr als sechzig Jahren intensiv mit der biologischen Wirkung von Wetter und Klima auf lebende Organismen wie Pflanzen, Tiere und Menschen befassen, haben einen speziellen Wetterbericht erarbeitet, der uns rechtzeitig vor den herannahenden meteorologischen Gefahren warnt – und zugleich ankündigt, wie Leib und Seele darauf reagieren werden.

So ist es jedem von uns möglich, sich über die aktuelle Bio-Wetterlage zu informieren und rechtzeitig darauf einzustellen. Übers Internet, Telefonansagen, aber auch über einige Rundfunk- und Fernsehsender sind täglich die neuesten Gesundheitsdaten zu erfahren.

Wetterfühlige müssen heutzutage nicht mehr das komplizierte meteorologische Geschehen an der Wetterkarte ablesen oder am Himmel verfolgen, um sich ein Bild davon zu machen, ob und wie die verschiedenen anrückenden Fronten ihr Wohlbefinden beeinflussen werden.

Anfangs war der ausgeklügelte Service nur Medizinern vorbehalten. Sie konnten entweder über ein verschlüsseltes System ausführliche biometerologischen Daten abfragen oder sich in einer ärztlichen Tageszeitung über das „medizinische Wetter" informieren.

Doch damals wie heute haben einige Experten massive Bedenken, die Hinweise für Jedermann zugänglich zu machen. Ihre Sorge war, das Wissen um die drohenden Gesundheitsgefahren könne Hunz und Kunz verunsichern. Wenn jemand beispielsweise schon einen Herzinfarkt erlitten hat, und dann durch die Medien erfahren muss, dass infarktgeschädigte Menschen besonders gefährdet sind, dem sitze, so ein Argument, schon beim Aufstehen die Angst im Nacken, es könne bei ihm zu einem zweiten Infarkt kommen. Ähnliches gelte auch für alle, die von Migräne geplagt werden. Außerdem befürchteten die Gegner der öffentlichen Bio-Prognose, dass die Meldungen bei eingebildeten Wetterkranken, den so genannten „Meteoropathen", gar eine Art „Wetterpsychose" auslösen könnten.

Manche Experten stufen die Biowetter-Vorhersage rundweg als blanken Unsinn ein. Sie bestreiten zwar nicht, dass das Wetter unser Befinden beeinflusst, halten aber die Ankündigung von konkreten Beschwerden wie Kopfschmerzen oder Kreislaufproblemen für problematisch.

Dessen ungeachtet ist die allgemeine Resonanz positiv, stellt der Deutsche Wetterdienst (DWD) fest. Ähnlich gute Erfahrungen hatte man bereits mit dem Polleninformationsdienst gemacht, der bundesweit vor dem Flug allergieauslösender Blütenstäube warnt. Für die öffentliche Bekanntgabe der Bio-Prognosen sprach zudem, dass Ärzte ohnehin bei extremen Wettererscheinungen, wie Hitzewellen zum Beispiel, in den Publikumsmedien gesundheitliche Gefahren aufzeigen und Verhaltensratschläge erteilen. Warum also sollte eine Warnung vor einer bedrohlichen Witterungskonstellation weniger sinnvoll sein? Dass es so oder so Hypochonder geben wird, die sich ihre Wetterleiden lediglich einbilden, sollte dem Projekt jedenfalls nicht im Wege stehen.
Inzwischen sind auch viele Heilkundler davon überzeugt, dass die medizinmeteorologischen Hinweise für Kranke und Gesunde durchaus nützlich sind. Schließlich ist es für die einen wie die anderen beruhigend zu wissen, dass die augenblicklichen Beschwerden oder die verminderte Leistungsfähigkeit wetterbedingt sein

können. (Was aber nicht dazu führen soll, dass die Missempfindungen nicht ernst genommen werden. Denn immerhin können Wettereinflüsse, wie wir gesehen haben, Schlaganfälle oder schmerzhafte Koliken auslösen.)
Viele Therapeuten sind überzeugt, dass die medizinische Wettervorhersage dazu beiträgt, die Eigenverantwortlichkeit der Patienten zu steigern, und dass es den Betroffenen hilft, wenn sie ihre Reaktion auf das Wetter durch eigene Beobachtungen besser verstehen lernen und sich in ihrem Verhalten darauf einstellen können.

Info-Dienst kommt Patienten zugute

„Am nördlichen Mittelgebirgsrand entlang erstreckt sich in den nächsten Tagen von West nach Ost ein Streifen, in dem Wetterfühlige deutlich vermehrt unter Schlafstörungen, erhöhter Schmerzempfindlichkeit, Depressionen und Herz-Kreislauf-Beschwerden sowohl bei niedrigem als auch bei erhöhtem Blutdruck leiden. Ebenso treten Atemwegsbelastungen, Krampfneigung und Rheumabeschwerden verstärkt auf. Im Südteil Deutschlands kommt es häufiger zu Beschwerden bei niedrigem Blutdruck, zu Schlaf- und Konzentrationsstörungen, sowie Kopfschmerzen. Das gilt im Laufe des Wochenendes für ganz Deutschland, da sich von Südwesten her die mildere Luft durchsetzt."

So oder so ähnlich hören sich die medizin-meteorologischen Prognosen an, die tagtäglich von den amtlichen Wetterfröschen ausgegeben werden. Dabei ist die aktuelle Vorhersage der drohenden gesundheitlichen Unbill ist keineswegs nur für wetterfühlige Zeitgenossen gedacht. Die Bio-Wettervorhersage ist vor allem auch für Menschen hilfreich, die ständig Medikamente nehmen müssen, wie etwa Herz-Kreislauf-Kranke, Allergiker oder Schmerzpatienten. Sie können nach Absprache mit ihrem Therapeuten die Dosis den atmosphärischen Einflüssen entsprechend anpassen. (Es wäre ohnedies nicht das schlechteste, wenn sich die Stärke und Dauer der Behandlung eines wettergeplagten Patienten stets auch nach den bioklimatischen Geschehnissen richten könnte.)

Auch ältere Menschen profitieren von dem medizinischen Informationsdienst, weil er sie rechtzeitig davor warnt, sich bei bestimmten Wetterlagen körperlich allzu sehr ins Zeug zu legen. Nicht zu vergessen der volkswirtschaftliche Nutzen, der durch das vorbeugende Verhalten erreicht wird: Wer sich auf den Wetterstress beizeiten einstellt kommt besser damit zurecht. Und muss schließlich weniger oft zum Arzt laufen und fehlt auch seltener am Arbeitsplatz.

Bibliografische Information der Deutschen Nationalbibliothek

Die Deutsche Nationalbibliothek verzeichnet diese Publikation in der Deutschen Nationalbibliografie; detaillierte bibliografische Daten sind im Internet über http://dnb.d-nb.de abrufbar.

Die im Buch veröffentlichten Ratschläge wurden von Verfasserin und Verlag mit größter Sorgfalt erarbeitet und geprüft.
Eine Garantie kann jedoch nicht übernommen werden.
Ebenso ist eine Haftung der Verfasserin bzw. des Verlags und seiner Beauftragten für Personen-, Sach- oder Vermögensschäden ausgeschlossen.

Herstellung und Verlag: Books on Demand GmbH, Norderstedt

Umschlaggestaltung: Oliver Hessmann, Köln
Umschlagfotos: Archiv ahk
Printed in Germany

ISBN 9783839163627

Anita Hessmann-Kosaris

hat mehrere erfolgreiche Ratgeber zu Gesundheit, gesunder Ernährung und alternativen Heilmethoden veröffentlicht, unter anderen (von A bis Z):

- Die Blutgruppen-Diät – Das bahnbrechende Ernährungsprogramm für Vitalität, Wohlbefinden und eine schlanke Figur
- Die 50 besten Fasten-Tipps – Alles Wichtige auf einen Blick
- Die 50 besten Immun-Turbos – Welche Lebensmittel schützen am besten?
- Entschlackung mit Kräutern, Obst und Gemüse – Das Rundum-Programm zum Entschlacken
- Heilschnäpse, Heilweine & Heilliköre – Edle Tropfen für die Gesundheit. 44 Rezepte zum Selbermachen
- Heiltees – Neue und traditionelle Teerezepturen
- Iss dich schlank mit der Blutgruppen-Diät – Die 100 besten Rezepte für Ihren Bluttyp. Spielend leicht und gesund abnehmen
- Kaffee – der gesunde Muntermacher. Leistungsfähig und kreativ mit Kaffee. Seine positiven Wirkungen auf Körper und Seele
- Kinder-TÜV –Gesundheits-Checks für Jungen und Mädchen
- Labortests und medizinische Untersuchungen verstehen – Wie funktionieren sie? Was sagen sie aus? Welche Risiken und Nebenwirkungen haben sie?
- Laser dich doch selbst! – Schön und vital durch die sanfte Kraft des Bio-Lasers.
- Medizynisches Wörterbuch – enthüllt die geheime Terminologie der Halbgötter in Weiß
- Natürlich gesund mit Knoblauch – So nutzen Sie die 200 Wirkstoffe in der Wunderknolle
- Natürlich gesund mit Kombucha – Energietrunk mit sanfter Heilkraft
- Natürlich gesund mit Obst- und Weinessig (mit Christina Zacker) – So verbessern Sie Ihr Wohlbefinden, Ihre Fitness und Ihre Gesundheit
- Natürlich verhüten ohne Pille - Welche Alternative ist die beste?.
- Parasiten, nein danke! – Würmer & Co, die unerkannten Krankmacher
- Saftfasten fürs Wochenende – Schonend entgiften in zwei Tagen
- Trennkost nach der Blutgruppendiät – Der beste Weg zum Wunschgewicht
- Wasser ist die beste Medizin – Sanfte Hilfe bei über 70 Beschwerden
- Wenn die Nerven verrückt spielen: Johanniskraut – Sanfte Hilfe bei Depressionen